EatSmarter!

INTERMITTIERENDES FASTE

5 Tage normal essen –
2 Fastentage à 500 kcal

riva

Bibliografische Information der Deutschen Nationalbibliothek:
Die Deutsche Nationalbibliothek verzeichnet diese Publikation in der Deutschen Nationalbibliografie. Detaillierte bibliografische Daten sind im Internet über http://d-nb.de abrufbar.

Für Fragen und Anregungen:
info@rivaverlag.de

Originalausgabe
1. Auflage 2018

Nymphenburger Straße 86
D-80636 München
Tel.: 089 651285-0
Fax: 089 652096

Text und Redaktion EatSmarter!: Katrin Koelle
Redaktion: Caroline Kazianka
Umschlaggestaltung: Isabella Dorsch
Umschlagabbildungen und Abbildungen im Innenteil: S. 30: © StockFood / Newedel, Karl; S. 31: © StockFood / Castilho, Rua; S. 32: © StockFood / Bender, Uwe; S. 64, 65: Food Centrale Hamburg / Seiffe; S. 83: © StockFood / Studio Schiermann; S. 90: © StockFood / Lister, Louise; alle anderen Bilder: eatsmarter.de/westermann-buroh.de
Satz: inpunkt[w]o, Haiger (www.inpunktwo.de)
Druck: Florjancic Tisk d.o.o., Slowenien
Printed in the EU

ISBN Print 978-3-7423-0524-4
ISBN E-Book (PDF) 978-3-7453-0021-5
ISBN E-Book (EPUB, Mobi) 978-3-7453-0022-2

INHALT

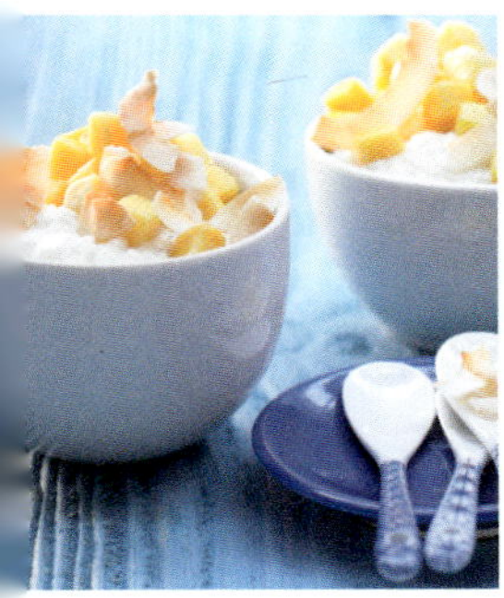
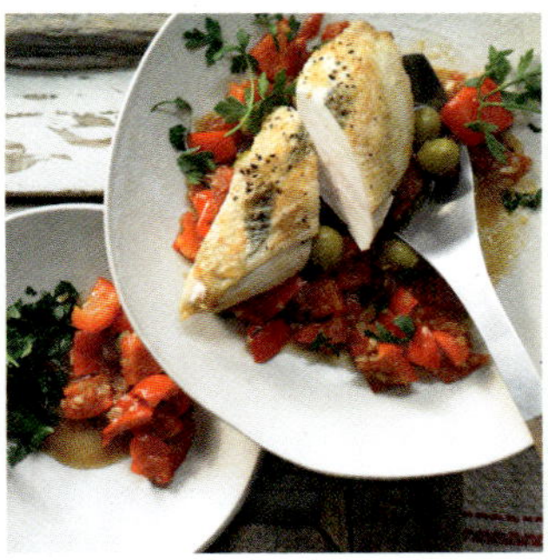
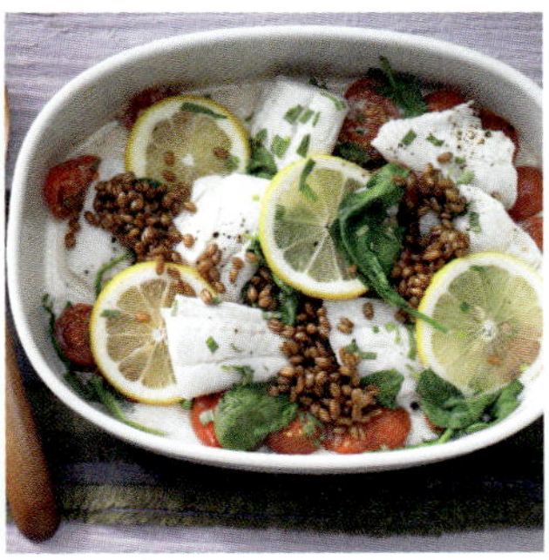
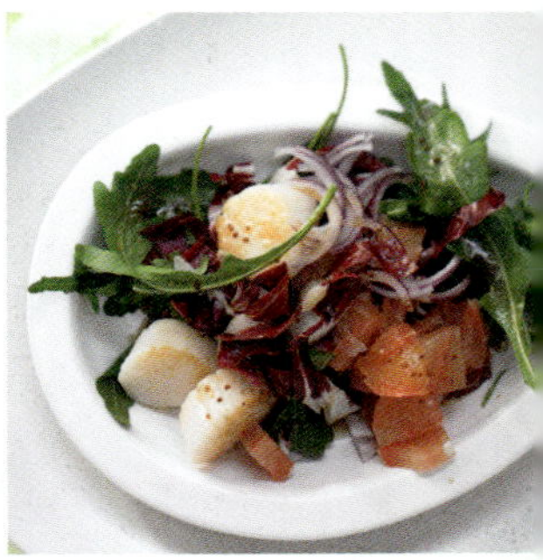
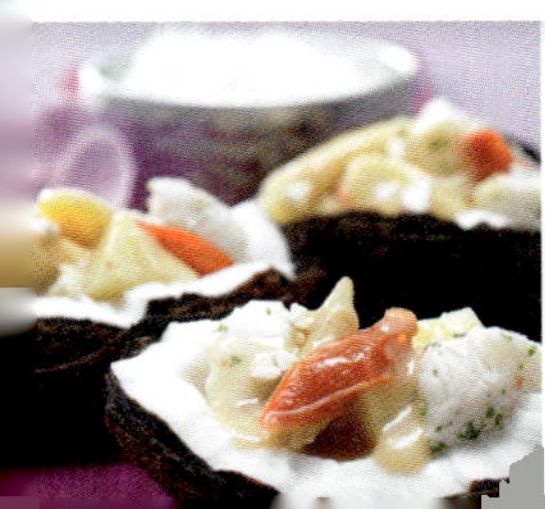
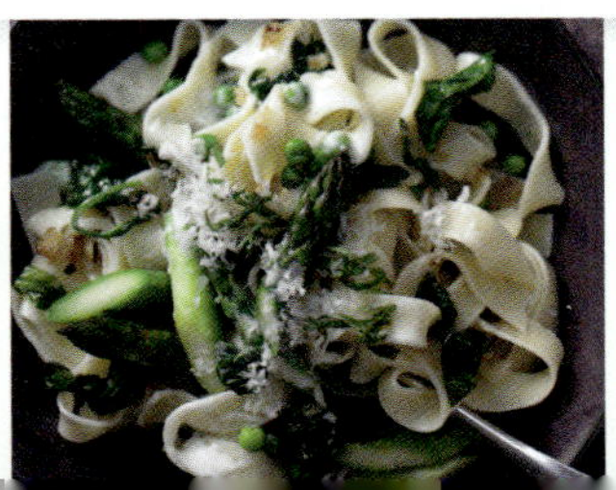
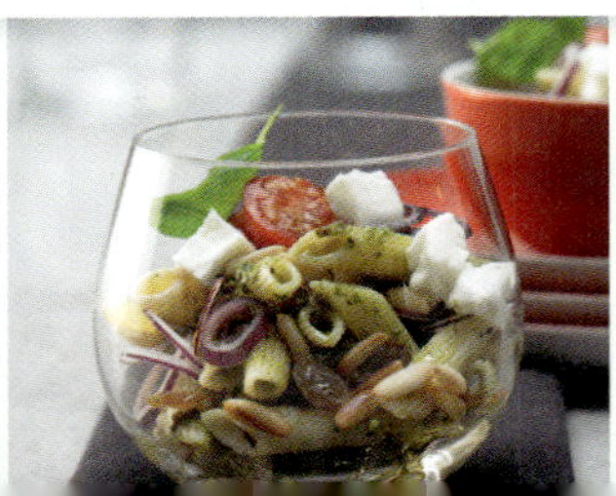
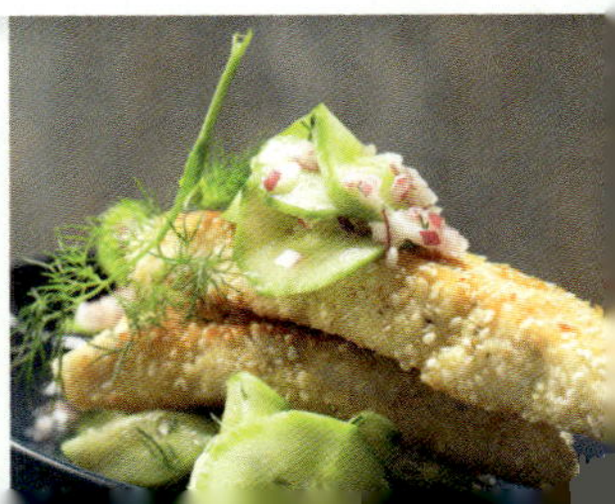

INTERMITTIERENDES FASTEN: DER INDIVIDUELLE WEG ZUM WUNSCHGEWICHT

Wer schön sein will, muss leiden? Vergessen Sie´s: Sie brauchen weder zu hungern noch Kalorien zu zählen, um erfolgreich abzunehmen. Sie müssen auch keine strengen Diätpläne einhalten; nicht mal Sport ist ein Muss, wenn er auch grundsätzlich hilft und natürlich Ihrer Gesundheit gut tut. Nur eins ist wichtig: Teilen Sie Ihre Mahlzeiten anders ein. Das ist das ganze Geheimnis beim intermittierenden Fasten!

Moment mal – fasten, das klingt aber doch nach Magenknurren? Stimmt, so hört es sich an. Aber das intermittierende Fasten hat wenig Ähnlichkeit mit den üblichen Fastenkuren, die sich durchgehend über mehrere Tage bis Wochen erstrecken. Das Wort »intermittierend« bedeutet nämlich so viel wie »mit Unterbrechungen« oder auch »zeitweise aussetzend«. Gemeint ist also, dass man zu bestimmten Zeiten vorübergehend fastet – und in der übrigen Zeit ganz normal isst.

Für das intermittierende Fasten gibt es verschiedene Methoden, bei der jeweils eine andere Zeiteinteilung gilt. Als besonders erfolgreich hat sich für die meisten Menschen das 5:2-Modell erwiesen: Fünf Tage pro Woche essen Sie dabei wie gewohnt, lediglich an zwei Tagen »fasten« Sie. Genau genommen nicht einmal das, denn sogar an diesen beiden Tagen ist jeweils eine Mahlzeit erlaubt. Sie sollte etwa 500 Kalorien haben und aus möglichst gesunden und leckeren Zutaten bestehen.

Übrigens: Hinter dem Konzept des intermittierenden Fastens steckt eine Erkenntnis des japanischen Forschers Yoshinori Ohsumi, der dafür 2016 den Nobelpreis erhielt: Er entdeckte die Autophagie, eine Art zelluläre Müllabfuhr im Körper. Dabei löst der Körper selbst defekte oder alte Zellen bzw. entsorgt und recycelt sie. Im Ergebnis sinken erhöhte Blutzucker- und Cholesterinwerte messbar auf ein Normalniveau; auch die Entzündungswerte (z.B. bei Arthrose oder Rheuma) lassen sich so senken.

Was hat das alles nun mit dem intermittierenden Fasten zu tun? Ganz einfach: Reduziert man die Nahrungszufuhr, klappt dieser Prozess besonders gut. Als ideal sehen Experten eine nahrungsfreie Fastenzeit von mindestens 16 Stunden an, denn so lange braucht der Körper im Durchschnitt für die Entsorgung seines Zell-Mülls. In dieser Zeitspanne versorgt er sich durch Lipolyse und bildet Ketonkörper. Mit anderen Worten und stark vereinfacht gesagt: Der Körper verjüngt und repariert nicht nur seine Zellen, er verbrennt auch vermehrt Fett, weil er zur Energieversorgung unter anderem auf die Fettdepots zugreifen muss.

Das intermittierende Fasten ist also keine Diät, sondern eine dauerhaft mögliche und sinnvolle Umstellung der Ernährung. Probieren Sie es doch einfach mal aus – die leckeren Rezepte und die Tipps in diesem Buch werden Ihnen dabei helfen, sich auf diesen sanften und ganz individuellen Weg zu Ihrem persönlichen Wunschgewicht zu machen.

SO FUNKTIONIERT DAS INTERMITTIERENDE FASTEN

Das Wichtigste vorweg: Es geht nicht ganz ohne Verzicht; immerhin lässt man beim intermittierenden Fasten zwei Mahlzeiten aus. Doch die gute Nachricht lautet: Sie selbst bestimmen, wann Sie das tun. Erst einmal entscheiden Sie selbst über Ihre zwei Fastentage pro Woche; sie können hintereinander durchgeführt oder über die Woche verteilt werden. Schauen Sie einfach, welche Tage sich am besten eignen. An den beiden Fastentagen gibt es dann jeweils eine Mahlzeit mit 500 Kalorien – Rezepte dafür finden Sie in diesem Buch.

UND WAS GIBT´S ZU TRINKEN?

Gerade am Anfang, wenn Ihnen das Fasten vielleicht noch schwerer fällt, kann es helfen, viel zu trinken – denn Flüssigkeit füllt ebenfalls den Magen. Auch hier gilt es aber, die richtige Auswahl zu treffen:

- An den beiden Fastentagen sollten Sie völlig auf Alkohol verzichten, an den übrigen Tagen halten Sie am besten Maß. Trinken Sie Alkohol nicht täglich und (außer zu besonderen Anlässen) möglichst nicht mehr als ein Glas. Denken Sie immer daran: Alkohol liefert nicht nur leere Kalorien, sondern behindert auch die Zell-Müllabfuhr Ihres Körpers sowie den Fettabbau. Dazu kommt, dass alkoholische Drinks Appetit machen und enthemmend wirken – beides gar keine gute Voraussetzung, wenn man abnehmen möchte.
  An Ihren beiden Fastentagen können Sie unbegrenzt viel Mineralwasser und ungesüßte Kräuter- oder Früchtetees trinken. Falls Ihnen Mineralwasser pur auf Dauer zu langweilig schmeckt, können Sie es mit ein paar Spritzern Zitronensaft aufpeppen.
- Ein bis zwei Tassen Kaffee oder schwarzer Tee sind kein Problem, wenn Sie ihn auf nüchternen Magen gut vertragen. Allerdings gilt das nur, wenn Sie ihn schwarz und ohne Zucker trinken!
  Ebenfalls erlaubt: Fettarme und salzarme Gemüsebrühe. Sie eignet sich perfekt, um einen knurrenden Magen zu beruhigen sowie für alle, die zwischendurch einfach gern mal etwas Herzhaftes mögen.
- An den fünf Tagen, in denen Sie nicht fasten, können Sie zusätzlich gern Saftschorle und andere kalorienarme oder kalorienfreie Getränke zu sich nehmen. Versuchen Sie auf jeden Fall, auch beim Trinken auf Zuckerhaltiges weitgehend zu verzichten – schon Ihrer Gesundheit zuliebe.

Was Sie an den übrigen fünf Tagen essen, bleibt völlig Ihnen und Ihrem persönlichen Geschmack überlassen. Das gilt jedenfalls, wenn es Ihnen vorwiegend um die Verjüngung Ihrer Zellen bzw. um Ihre Gesundheit geht. Um mit dem intermittierenden Fasten abzunehmen, sollten Sie aber auch an den »normalen« Tagen die Grundregeln für eine gesunde und figurfreundliche Ernährung beachten. Wenn Sie den Konsum von Zucker und ungünstigen tierischen und Transfetten einschränken, können Sie mit einer Gewichtsabnahme von bis zu drei Kilogramm pro Monat rechnen. Mehr sollte es ohnehin nicht sein, wenn Sie Ihren Stoffwechsel in der Balance halten und keinen Jojo-Effekt riskieren möchten.

FÜR WEN EIGNET SICH DAS TEILZEIT-FASTEN?

Wer ohne lästiges Kalorienzählen, Abwiegen von Zutaten, fest vorgegebene Diätpläne und insgesamt nach seinen ganz persönlichen Gewohnheiten gesund abnehmen möchte, für den ist das intermittierende Fasten grundsätzlich eine hervorragende Alternative.

Sehr gut funktioniert das Teilzeit-Fasten auch für alle, die erhöhte Blutfett- bzw. Cholesterinwerte abbauen möchten oder einen konstant zu hohen Blutzuckerspiegel normalisieren wollen. Aber Achtung: Wenn Sie Diabetes haben oder bereits an einer Herz-Kreislauf-Erkrankung leiden, sollten Sie unbedingt mit ihrem Arzt klären, ob Sie fasten dürfen!

Wichtig: Schwangere Frauen und stillende Mütter dürfen **auf keinen Fall** auch nur zeitweise fasten. Obwohl Sie selbst mit ausreichend Nährstoffen und Energie versorgt sind, würde auch bei dieser an sich sanften Methode ein für das Ungeborene oder den Säugling gefährlicher Mangel an wichtigen Nährstoffen entstehen! Auch Kinder und Jugendliche unter 18 Jahren dürfen grundsätzlich nicht fasten.

VORSICHT FALLE: FAST FOOD UND ANDERE SÜNDEN

Versprochen ist versprochen – Sie dürfen in den Essphasen grundsätzlich essen, was und so viel Sie möchten. Das darf auch mal ein Stück Kuchen, ein Burger oder ein Stück Pizza sein. Selbst der Riegel Schokolade ist erlaubt.

Die Betonung liegt dabei allerdings auf »mal«! Wenn Sie gesund essen und abnehmen wollen, sollten solche kleinen Sünden die Ausnahme bleiben. Denn ganz klar: Zucker- und fettreiche Lebensmittel liefern leere Kalorien ohne nennenswerte Nährstoffe; das kann Ihre Nährstoffbilanz aus dem Gleichgewicht bringen und verhindern, dass Sie abnehmen. Schlimmstenfalls könnten Sie sogar trotz eingehaltener Fastenzeiten zunehmen!

WELCHE ZEITEN SIND AM BESTEN FÜR DAS INTERMITTIERENDE FASTEN?

Das Frühstück ist die wichtigste Mahlzeit des Tages, bei der man üppig »wie ein König« essen soll – so haben die meisten von uns es gelernt. Das sehen etliche Mediziner unter den Befürwortern des intermittierenden Fastens allerdings völlig anders. Sie halten von der ersten Mahlzeit des Tages gar nichts; der englische Arzt Terence Kealey ist sogar fest davon überzeugt, das tägliche Frühstück sei genauso schädlich wie das Rauchen. So weit gehen wir zwar nicht, aber Fakt ist: An den beiden Fastentagen gibt es kein Frühstück.

Dafür dürfen Sie sich ein Mittagessen mit rund 500 Kalorien gönnen. Die meisten kommen damit am besten zurecht, weil die Mahlzeit am Mittag die Fastenzeit auf angenehme Art unterbricht. Sie gehören zu den Menschen, die abends am liebsten ihre Hauptmahlzeit essen oder mit leerem Magen einfach nicht einschlafen können? Kein Problem, dann verlegen Sie einfach Ihr tägliches Mahl auf den frühen Abend!

Übrigens brauchen Sie Ihre beiden Fastentage keineswegs am Stück einzulegen: Sie erreichen Ihr Ziel auch dann, wenn Sie beispielsweise montags und freitags fasten. Sie können Ihre Essens- und Fastentage also ganz nach Ihren persönlichen Bedürfnissen einrichten. Das macht Ihnen die zunächst vielleicht etwas schwierige Umstellung auf diese neue Art der Ernährung deutlich einfacher und wird Ihnen dabei helfen, sich schnell daran zu gewöhnen.

Sobald Sie Ihren idealen Rhythmus für die Fastenzeiten gefunden haben: Bleiben Sie nach Möglichkeit dabei, denn die Regelmäßigkeit hat für den optimalen Effekt eine wichtige Bedeutung und erleichtert es Ihnen, diese neue Ernährungsform mühelos auf Dauer durchzuhalten.

TIPPS UND TRICKS FÜR ERFOLGREICHES FASTEN

- Versuchen Sie, Ihre beiden Fastentage in einem regelmäßig wiederkehrenden Rhythmus zu halten – aber machen Sie eine Ausnahme, wenn Sie wissen, dass Sie an einem Fastentag z.B. zum Essen eingeladen sind oder dass eine Party ansteht. In solchen Fällen können Sie ruhig mal »schieben«.
- Seien Sie nicht zu streng mit sich selbst. Speziell am Anfang der Umstellung auf das 5:2-Fasten kann es durchaus vorkommen, dass man mal schwach wird. Falls Ihr Magen allzu vernehmlich knurrt, ist es kein Weltuntergang, etwas zu essen. Greifen Sie in solchen Fällen aber zu gesunden und kalorienarmen Snacks wie einem Apfel oder Rohkost.
- Werfen Sie einen kritischen Blick in Ihren Vorratsschrank und in das Tiefkühlfach. Entsorgen Sie nach Möglichkeit ungesunde Dickmacher wie Fertiggerichte, fett- und zuckerreiche Süßigkeiten oder Pizza.
- Essen Sie an den übrigen fünf Tagen der Woche, was Sie mögen, aber achten Sie auf einen möglichst hohen Gesundheitswert. Sorgen Sie dafür, dass reichlich frisches Gemüse und Obst im Haus sind; gewöhnen Sie sich an Nüsse statt Chips als Snack und kochen Sie möglichst immer selbst, statt zu Fertiggerichten zu greifen.
- Besorgen Sie sich Raps- und Olivenöl, die beides gesunde Omega-3-Fettsäuren enthalten. Nehmen Sie für die Zubereitung Ihrer Mahlzeiten nach Möglichkeit immer diese Öle anstelle von Butter oder anderem tierischem Fett.
- Gewöhnen Sie sich daran, Brot, Pasta und andere Mehlprodukte in der Vollkorn-Version zu wählen. Vollkornmehl enthält mehr Vitamine als weißes Mehl; außerdem hat es deutlich mehr Ballaststoffe, die nachhaltig satt machen und der Verdauung gut tun.

SO GUT PASST DAS INTERMITTIERENDE FASTEN ZU IHREM ALLTAG

Wer schon mal eine der üblichen Fastenkuren gemacht hat, weiß, dass der leere Magen zu unangenehmen Begleiterscheinungen wie Frösteln und Schwächegefühlen führen kann. Aber keine Sorge: Das passiert Ihnen beim 5:2-Fasten ganz bestimmt nicht! Denn bei einer leckeren Mahlzeit pro Tag bleiben Sie ja selbst an den beiden Fastentagen nicht ohne Energie und Nährstoffe.

Das ist auch der Grund, warum Sie in aller Regel Ihre volle Leistungskraft behalten. Sie können also wie sonst arbeiten und Ihren gewohnten Tagesablauf absolvieren, auch wenn Sie fasten. Sport ist ebenfalls kein Problem, eher im Gegenteil: Viele Fitnessfans fühlen sich an ihren Fastentagen sogar energiegeladener als sonst; außerdem unterstützt körperliches Training das Abnehmen natürlich auch beim intermittierenden Fasten nach der 5:2-Methode besonders effektiv. Wichtig: Damit Ihr Körper nach dem Workout neue Power bekommt und damit es mit dem Aufbau der Muskeln optimal läuft, trainieren Sie an den zwei Fastentagen am besten jeweils in der Zeit vor Ihrer täglichen Mahlzeit.

INFORMATIONEN ZU DEN NÄHRWERTEN

Die EatSmarter!-Bewertung informiert Sie auf die Schnelle, was das gewählte Rezept Ihrem Körper zu bieten hat. Dafür haben Ernährungsexperten jeweils alle wichtigen Inhaltsstoffe unter die Lupe genommen, die Vor- und Nachteile gegeneinander abgewogen und das komplette Gericht sorgfältig bewertet.

KALORIEN/ENERGIE

Kalorienangaben finden Sie überall. Aber EatSmarter! bewertet auch die Menge an wichtigen Nährstoffen, also die Qualität eines Gerichts. Anhand der Bewertung erkennen Sie, wie viel Gutes im gewählten Gericht zu finden ist; man spricht dabei von der Nährstoffdichte.

FETTE UND GESÄTTIGTE FETTSÄUREN

Beim Fett kommt es auf das ausgewogene Verhältnis seiner Bestandteile, der Fettsäuren, an. Weil die meisten von uns zu viele gesättigte Fettsäuren konsumieren, sind diese hier extra ausgewiesen.

EIWEISS/PROTEIN

Eiweiß (Protein) gehört zu den Grundbausteinen menschlicher Zellen. Eiweiße steuern unzählige wichtige Prozesse im Körper, darunter den Stoffwechsel. In fast allen Nahrungsmitteln kommen Eiweiße vor – sowohl in pflanzlichen wie in tierischen. Die bekanntesten Proteinlieferanten sind Eier, Fleisch, Fisch und Milchprodukte sowie Hülsenfrüchte und Kartoffeln.

KOHLENHYDRATE

Kohlenhydrate bilden – neben Eiweißen und Fetten – den größten Bestandteil unserer Ernährung. Kohlenhydrate bestehen hauptsächlich aus Zuckermolekülen und sind wichtige Energielieferanten für unseren Körper, beispielsweise für die Gehirn- und Muskelfunktionen.

ZUCKER

Natürlich süße Früchte, Säfte und andere Naturprodukte spielen bei der Bewertung keine Rolle. Hier geht es nur um den haushaltsüblichen Zucker aus der Tüte und zuckerhaltige Süßungsmittel, die beim Zubereiten hinzugefügt werden.

BALLASTSTOFFE

Ballaststoffe spielen eine wichtige Rolle bei der Sättigung und helfen, den Verdauungstrakt gesund zu halten. Deshalb gilt: je mehr Ballaststoffe, desto besser.

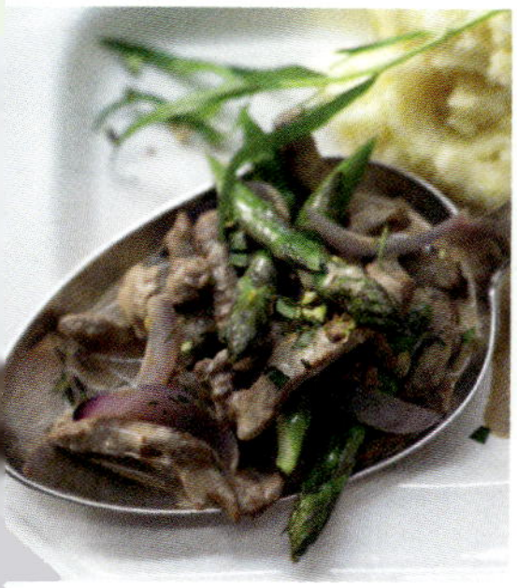
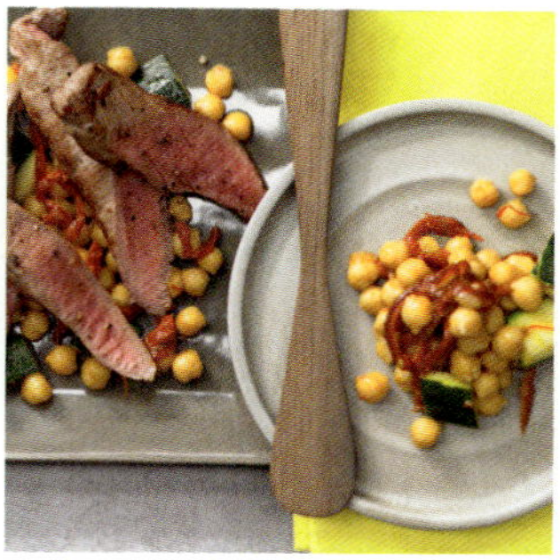
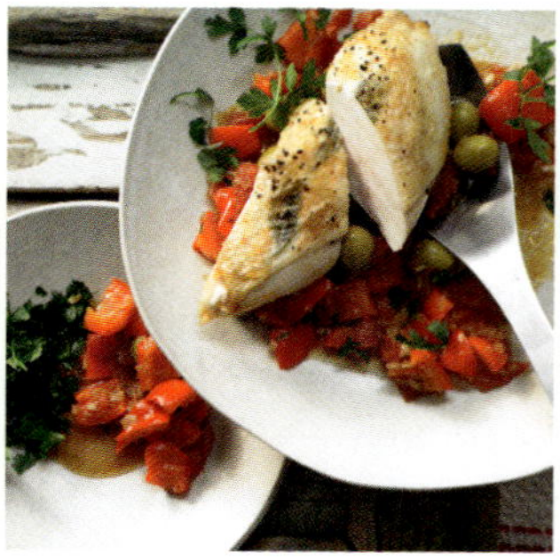
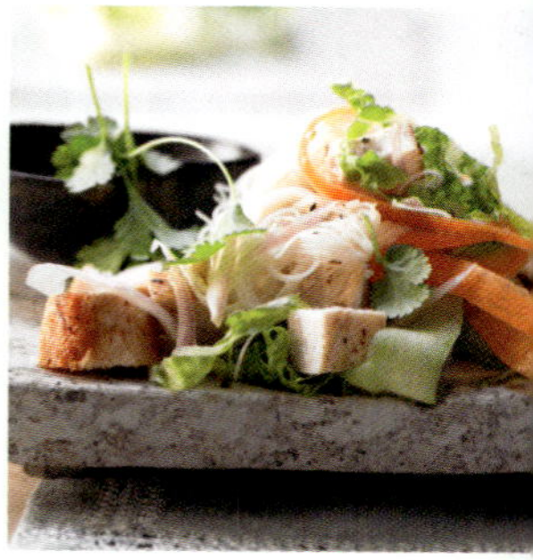

MIT FLEISCH

THAILÄNDISCHER HÄHNCHENSALAT MIT GLASNUDELN, GURKE, LIMETTE UND KORIANDER

Pro Portion: Kilokalorien: 494; Fett: 6 g; gesättigte Fettsäuren: 0,9 g; Protein: 44 g; Kohlenhydrate: 63 g; Zucker: 2 g; Ballaststoffe: 4 g

50 MIN.

Zutaten für 2 Portionen

125 g Glasnudeln
350 g Hähnchenbrustfilet
Salz
Pfeffer
1 EL Öl
1 Salatgurke (ca. 250 g)
1 Möhre (ca. 75 g)
2 Schalotten
1 kleine Knoblauchzehe
1 kleine grüne Chilischote
½ Limette
1 EL Thai-Fischsoße
1 TL Sojasoße
1 Prise Rohrzucker
1 Stück Ingwerwurzel (ca. 25 g)
1 TL Sesamöl
1 Römersalatherz
5 Stiele Koriander

1. Glasnudeln nach Packungsanleitung garen bzw. in heißem Wasser einweichen, gut abtropfen lassen, in eine Schüssel geben und mit einer Schere etwas kleiner schneiden.
2. Hähnchenfilet abspülen, trocken tupfen, mit Salz und Pfeffer würzen.
3. Das Öl in einer Pfanne erhitzen, Fleisch darin von jeder Seite 3 Minuten braten. Gerade so viel heißes Wasser dazu gießen, dass der Pfannenboden mit Flüssigkeit bedeckt ist. Filets zugedeckt weitere 4 Minuten bei mittlerer Hitze garen, gegebenenfalls etwas Wasser nachgießen.
4. Hähnchenfleisch aus der Pfanne nehmen, abkühlen lassen und dann in ca. 1 cm große Würfel schneiden.
5. Gurke schälen, entkernen und auf einem Gemüsehobel in feine Streifen hobeln. Möhre schälen, halbieren und ebenfalls in feine Streifen hobeln.
6. Schalotten schälen und in sehr feine Streifen schneiden. Alles zu den Nudeln geben.
7. Knoblauch schälen und fein hacken. Chili abspülen, entkernen und fein hacken. Limette auspressen. Knoblauch und Chili mit 2–3 EL Limettensaft, Fischsoße, Sojasoße und Zucker verrühren.
8. Ingwer schälen und fein reiben, mit dem Sesamöl unter das Salatdressing mischen. Dressing und Fleisch zu den übrigen Salatzutaten geben, vorsichtig durchmischen und 15 Minuten ziehen lassen.

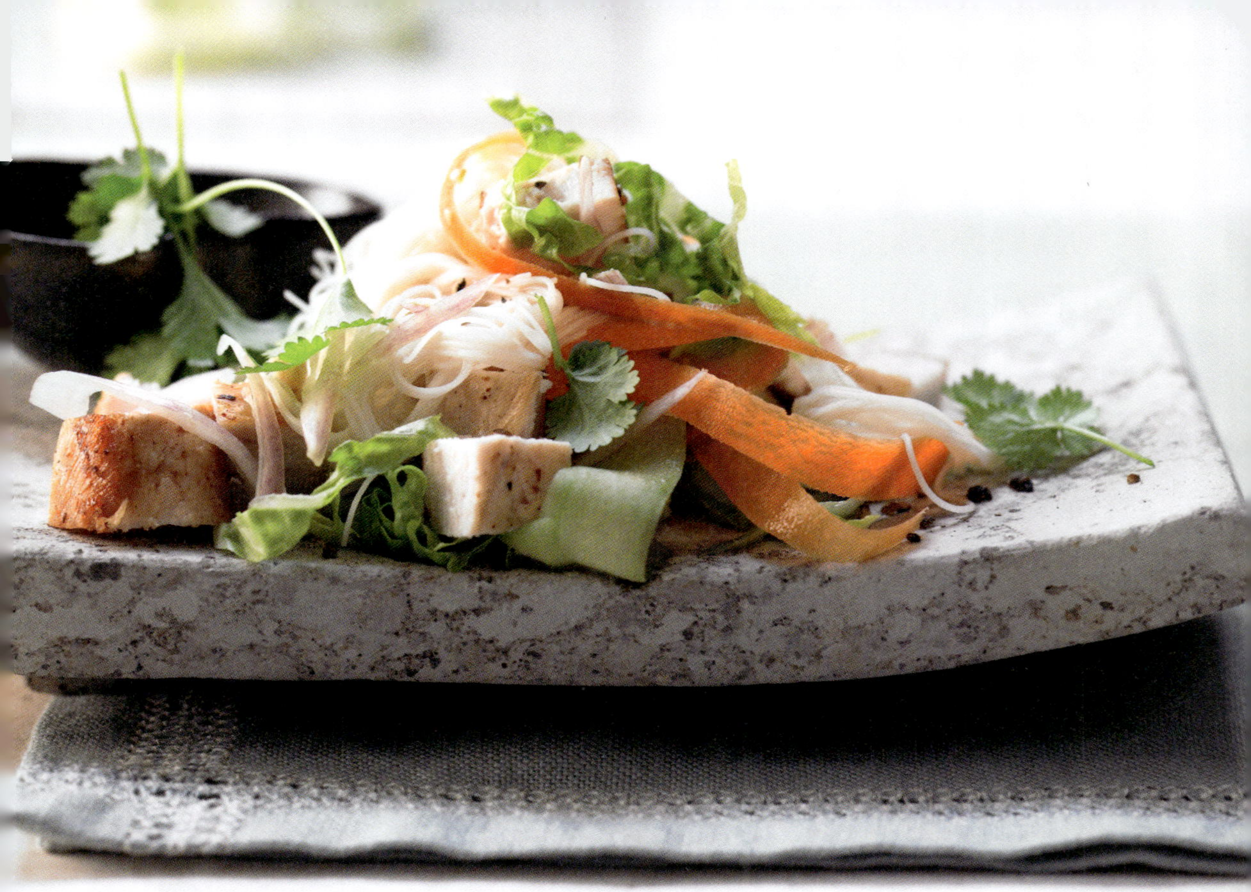

9. Römersalatherz putzen, waschen, gut abtropfen lassen und in sehr feine Streifen schneiden. Koriander waschen und trocken tupfen. Salatstreifen, Hähnchensalat und Koriander auf Tellern anrichten.

WARUM GESUND

Der Thai-Salat ist fettarm, eiweißreich und liefert eine Fülle von Vitaminen und Mineralstoffen: Der Tagesbedarf an Vitamin A für Immunsystem und glatte Haut sowie Niacin für die Energiegewinnung ist mit einer Portion gedeckt.

NOCH SMARTER

Geröstete Cashewkerne erhöhen zwar den Fettanteil des Salats, sorgen aber gleichzeitig für mehr Biss und nussigen Geschmack. Außerdem liefern sie gesunde Fettsäuren und versorgen uns mit den Anti-Stress-Wirkstoffen Magnesium und Vitamin B1.

RINDERGESCHNETZELTES MIT GRÜNEM SPARGEL

Pro Portion: Kilokalorien: 500; Fett: 29 g; gesättigte Fettsäuren: 5,7 g; Protein: 50 g; Kohlenhydrate: 7 g; Zucker: 0 g; Ballaststoffe: 5 g

40 MIN.

Zutaten für 2 Portionen

- 350 g grüner Spargel
- 1 große rote Zwiebel
- 275 g mageres Rindfleisch (z. B. Rumpsteak)
- 20 g Pistazienkerne
- 2 Stiele Estragon
- 1 EL Öl
- Salz
- Pfeffer
- 100 ml trockener Weißwein
- 100 ml Geflügelbrühe
- 150 ml Sojacreme

WARUM GESUND

Rindfleisch liefert viel Eisen für die Blutbildung, das B-Vitamin Niacin und Zink, die beide für einen ungestörten Eiweiß- und Kohlenhydratstoffwechsel sorgen. Außerdem mindern sie Stress – bei Frauen und Männern.

1. Spargel mit einem Messer oder mit dem Sparschäler im unteren Drittel schälen, Stielenden entfernen und die Stangen in 3 cm lange Stücke schneiden.
2. Zwiebel schälen und in Spalten schneiden.
3. Fleisch in dünne Streifen schneiden.
4. Pistazien grob hacken. Estragon waschen, trocken schütteln, Blätter abzupfen und grob hacken.
5. Das Öl in einer Pfanne erhitzen. Fleisch mit Salz und Pfeffer würzen, im heißen Öl bei starker Hitze rundherum scharf anbraten, herausnehmen und beiseitelegen.
6. Spargel und Zwiebel in die Pfanne geben und 2 Minuten unter Rühren braten. Pistazien dazugeben und 1 weitere Minute braten. Alles mit Salz und Pfeffer würzen.
7. Weißwein zum Spargel gießen (ablöschen) und die Flüssigkeit ganz einkochen lassen.
8. Brühe und Sojacreme dazugeben und aufkochen lassen.
9. Die Soße bei mittlerer Hitze 3–4 Minuten cremig einkochen lassen, mit Salz und Pfeffer würzen.
10. Fleisch in der Soße kurz erwärmen, mit Estragon bestreuen und sofort servieren. Dazu passt Apfel-Sellerie-Püree.

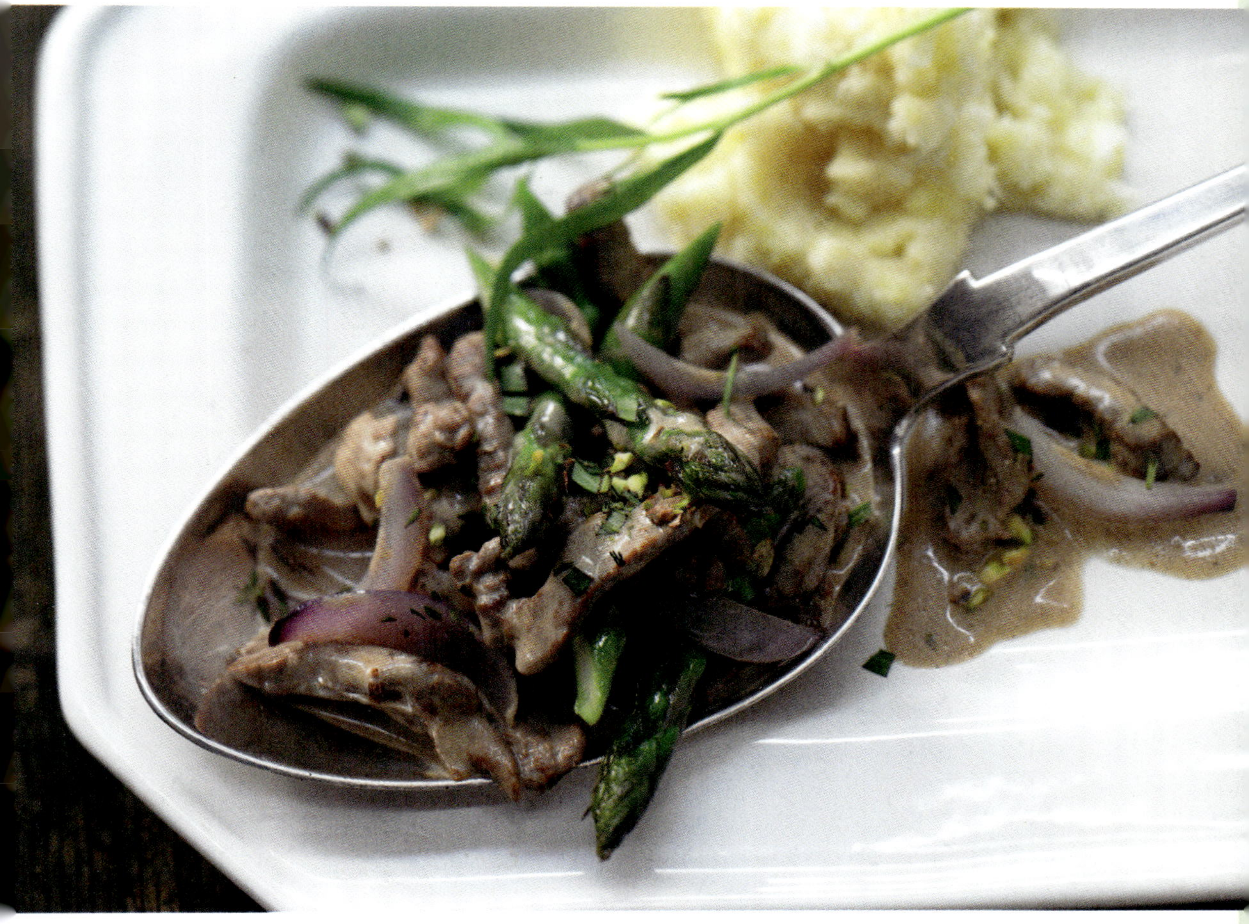

BOHNENGEMÜSE MIT SCHNITZEL UND SCHARFER NUSSSOSSE

Pro Portion: Kilokalorien: 496; Fett: 26 g; gesättigte Fettsäuren: 304 g; Protein: 33 g; Kohlenhydrate: 31 g; Zucker: 0 g; Ballaststoffe: 7 g

50 MIN.

Zutaten für 2 Portionen

250 g breite grüne Bohnen
2 Möhren (ca. 200 g)
250 g kleine festkochende Kartoffeln
2 Zwiebeln (ca. 70 g)
1 Orange (ca. 200 g)
6 Stiele glatte Petersilie
3 EL gehobelte Haselnusskerne (ca. 30 g)
1 Msp. Sambal Oelek
Salz
3 EL Olivenöl
80 ml Gemüsebrühe
250 g Putenbrust
Pfeffer

WARUM GESUND

Der clevere Mix aus magerem Geflügel, vitaminreichem Gemüse und raffinierter Soße bringt ein Rundum-sorglos-Paket auf den Tisch. Besonders üppig darin enthalten: leicht verwertbares pflanzliches und tierisches Eiweiß sowie sättigende Ballaststoffe.

1. Bohnen und Möhren waschen. Bohnen putzen und der Länge nach in sehr dünne Streifen schneiden. Möhren putzen, schälen und auf dem Gemüsehobel ebenfalls der Länge nach in sehr dünne Streifen schneiden.
2. Kartoffeln gründlich waschen, bürsten und abtropfen lassen. In einem Topf mit Wasser bedeckt zum Kochen bringen und etwa 20 Minuten garen.
3. Inzwischen Zwiebeln schälen, halbieren und in feine Streifen schneiden. Orange halbieren und auspressen.
4. Petersilie waschen, trocken schütteln und die Blätter abzupfen. Einige davon beiseitelegen, den Rest in schmale Streifen schneiden.
5. Haselnüsse in einer kleinen Pfanne goldbraun rösten. 100 ml Orangensaft und Sambal Oelek unterrühren und aufkochen.
6. Petersilienstreifen hinzufügen, alles nochmals aufkochen und mit Salz abschmecken.
7. 2 EL Olivenöl in einer großen Pfanne erhitzen. Zwiebeln und Bohnen darin bei mittlerer Hitze etwa 2 Minuten anbraten.
8. Brühe dazugießen und unter gelegentlichem Wenden bei mittlerer Hitze 3 Minuten garen.
9. Möhren ebenfalls hinzufügen und alles weitere 3 Minuten garen.
10. Putenbrust waschen, mit Küchenpapier trocken tupfen, in 6 kleine Schnitzel schneiden und leicht salzen.

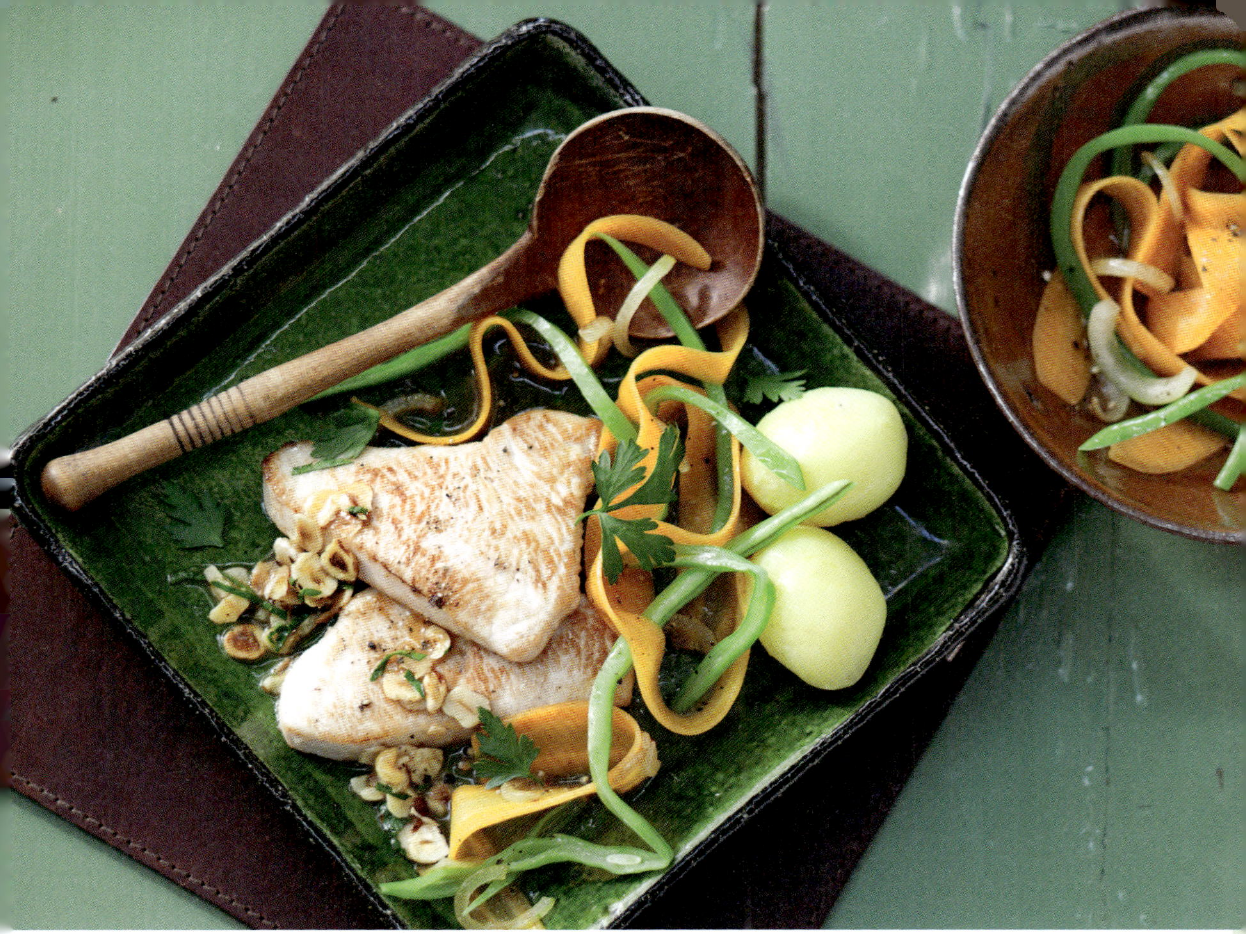

11. Restliches Öl in einer beschichteten Pfanne erhitzen und die Schnitzel darin bei mittlerer Hitze von beiden Seiten in etwa 7–8 Minuten goldbraun braten.
12. Kartoffeln abgießen, unter kaltem Wasser abspülen und pellen.
13. Bohnengemüse mit Salz und Pfeffer abschmecken. Mit Kartoffeln und Schnitzeln anrichten. Nusssoße in die Pfanne geben, den Bratensatz damit loskochen. Mit restlicher Petersilie garnieren und dazu servieren.

NOCH SMARTER

Wer eine etwas herbere Note für die Soße wünscht, kann den Orangensaft durch ebenso vitaminreichen Grapefruit- oder Zitronensaft ersetzen.

HÄHNCHENSALAT MIT GEGRILLTEN PFIRSICHEN, MOZZARELLA UND TOMATEN

Pro Portion: Kilokalorien: 504; Fett: 26 g; gesättigte Fettsäuren: 9,1 g; Protein: 47 g; Kohlenhydrate: 17 g; Zucker: 0 g; Ballaststoffe: 5,5 g

40 MIN.

Zutaten für 2 Portionen

1 kleiner Radicchio
½ Limette
1 grüne Chilischote
Salz
2 EL Balsamessig
3 EL Olivenöl
100 g Büffelmozzarella
3 große gelbe Tomaten
Pfeffer
2 reife Pfirsiche
2 Hähnchenbrustfilets (à 150 g)

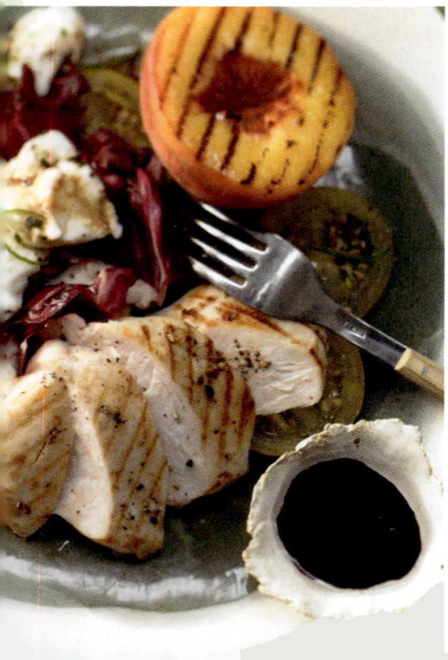

1. Radicchio putzen, waschen, trocken schleudern und in mundgerechte Stücke teilen.
2. Limette auspressen. Chilischote halbieren, entkernen, waschen und fein hacken. Chili, 1 EL Limettensaft, Salz und Balsamessig glattrühren, dann 2 EL Olivenöl unterschlagen.
3. Mozzarella abtropfen lassen und in kleine Stücke teilen.
4. Tomaten waschen, Stielansätze keilförmig herausschneiden, das Fruchtfleisch in Scheiben schneiden und auf eine Platte geben, mit Salz und Pfeffer würzen.
5. Pfirsiche waschen, halbieren, Steine entfernen und die Oberfläche der Pfirsichhälften mit 1 TL Öl einstreichen.
6. Eine Grillpfanne erhitzen. Hähnchenbrustfilets waschen, trocken tupfen, mit dem restlichen Öl bestreichen, mit Salz und Pfeffer würzen und in der Pfanne bei mittlerer Hitze von jeder Seite ca. 5 Minuten grillen.
7. Kurz vor Ende der Garzeit die Pfirsiche mit der Schnittfläche nach unten kurz und kräftig grillen. Radicchio, Mozzarella, Pfirsiche und Hähnchen auf die Tomaten legen und mit der Chilisoße beträufelt servieren.

WARUM GESUND

Ohne viel Aufwand haben Sie diesen leckeren Salat zubereitet, der viel Kalium, Vitamin C und E liefert. Die beiden Vitamine machen als eine Art Gesundheitspolizei freie Radikale unschädlich, die zum Beispiel durch Nikotin und Alkohol entstehen. Der Mineralstoff Kalium sorgt für den richtigen Druck in den Zellen.

GESCHMORTES ANISHÄHNCHEN MIT KARTOFFELN, ZWIEBELN UND KNOBLAUCH

Pro Portion: Kilokalorien: 505; Fett: 24 g; gesättigte Fettsäuren: 6 g; Protein: 53 g; Kohlenhydrate: 17,5 g; Zucker: 0 g; Ballaststoffe: 2,5 g

25 MIN.

Zutaten für 4 Portionen

250 g kleine Zwiebel
300 g kleine Kartoffeln
4 Zweige Rosmarin
4 Stiele Salbei
1 kleines Hähnchen (küchenfertig, 1 kg)
Salz
Pfeffer
5 Knoblauchzehen
1 TL Anissamen
375 ml Gemüsebrühe

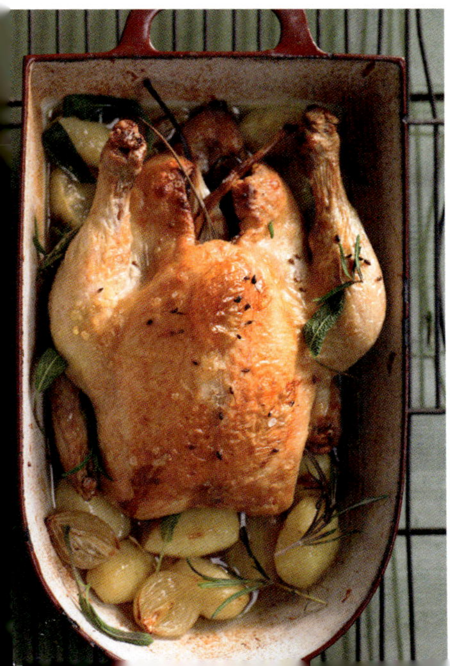

1. Zwiebeln schälen und halbieren. Kartoffeln schälen und waschen. Kräuter waschen und trocken schütteln.
2. Hähnchen kalt abspülen und trocken tupfen, innen und außen salzen und pfeffern. Knoblauch schälen, mit der Hälfte der Kräuter und dem Anis in die Bauchöffnung geben.
3. Hähnchen in einen Bräter legen. Zwiebeln und Kartoffeln drum herum verteilen. 200 ml Brühe zugießen und das Hähnchen im vorgeheizten Backofen bei 200 °C (Umluft: 180 °C, Gas: Stufe 3) auf der untersten Schiene etwa 30 Minuten braten.
4. Die übrige Brühe dazugießen, die restlichen Kräuter hinzufügen und das Hähnchen weitere 30–40 Minuten braten.
5. Hähnchen herausnehmen, in Alufolie wickeln und einige Minuten ruhen lassen. Eventuell inzwischen den Bratfond, also den beim Braten ausgetretenen Fleisch- und Gemüsesud, entfetten. Dafür entweder in ein spezielles Fettkännchen umfüllen oder mit einem breiten Löffel vorsichtig das oben schwimmende Fett abschöpfen.
6. Den Bratfond und das Gemüse abschmecken. Mit dem Hähnchen anrichten.

WARUM GESUND

Das Hähnchen punktet mit reichlich Eiweiß und nervenstärkenden B-Vitaminen. Zwiebeln und Knoblauch regen Verdauung und Abwehrkräfte an. Anis wirkt beruhigend auf Magen und Darm.

GEGRILLTE HÄHNCHENSPIESSE MIT AVOCADO-JOGHURT-CREME

Pro Portion: Kilokalorien: 514; Fett: 32 g; gesättigte Fettsäuren: 5 g; Protein: 41 g; Kohlenhydrate: 13 g; Zucker: 2 g; Ballaststoffe: 5 g

1 STD. 25 MIN.

Zutaten für 2 Portionen

2 Hähnchenbrustfilets (à 150 g)
2 rote Zwiebeln
1 TL Madras-Currypulver
3 EL Olivenöl
450 g gemischte Tomaten
1 EL Balsamessig
Salz
Pfeffer
1 TL flüssiger Honig
1 Bund Schnittlauch
½ Zitrone
1 Avocado
4 EL Joghurt (0,3 % Fett)

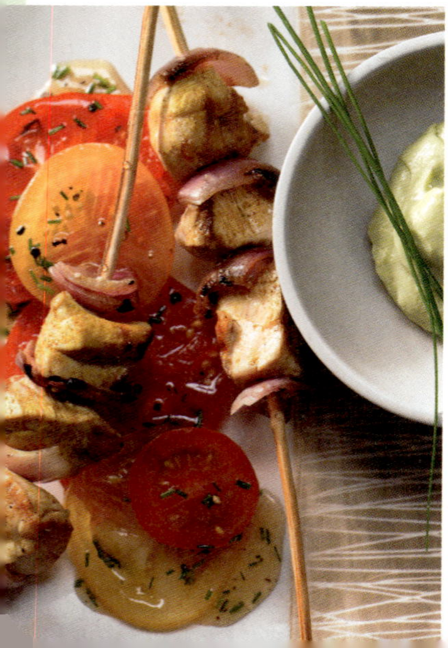

1. Fleisch waschen, trocken tupfen und in 2 cm große Würfel schneiden.
2. Zwiebeln schälen und in 2 cm große Stücke schneiden.
3. Fleisch und Zwiebeln abwechselnd auf Spieße stecken.
4. Currypulver mit 1 EL Öl mischen und die Spieße damit bestreichen. Zugedeckt im Kühlschrank mindestens 1 Stunde ziehen lassen (marinieren).
5. Tomaten waschen, die Stielansätze keilförmig herausschneiden, das Fruchtfleisch in Scheiben schneiden und auf eine Platte geben.
6. Für die Salatsoße (Vinaigrette) Balsamessig, Salz, Pfeffer und Honig verrühren und das restliche Öl unterschlagen.
7. Schnittlauch waschen, trocken schütteln, in feine Röllchen schneiden, unter die Soße mischen und über die Tomaten geben.
8. Die halbe Zitrone auspressen. Avocado halbieren, den Kern entfernen und das Fruchtfleisch aus der Schale lösen.
9. Avocadofleisch mit Joghurt, 1 EL Zitronensaft, Salz und Pfeffer glattmixen.
10. Eine Grillpfanne erhitzen. Die Spieße leicht salzen, auf jeder Seite etwa 3–4 Minuten grillen, auf die Tomaten setzen und mit der Avocadocreme servieren.

NOCH SMARTER

Nur wirklich reife Avocado schmecken nussig-cremig. Auf einen leichten Daumendruck sollte die Schale geschmeidig nachgeben. Tut sie das nicht, die Frucht zwei bis drei Tage in Zeitungspapier gewickelt bei Zimmertemperatur nachreifen lassen.

SAFRAN-KICHERERBSEN MIT LAMM UND ZUCCHINI

Pro Portion: Kilokalorien: 515; Fett: 20 g; gesättigte Fettsäuren: 4,6 g; Protein: 54 g; Kohlenhydrate: 27 g; Zucker: 0 g; Ballaststoffe: 8 g

20 MIN.

Zutaten für 2 Portionen

6 getrocknete Tomaten (ca. 20 g)
1 Knoblauchzehe
1 Zucchini (ca. 200 g)
265 g Kichererbsen (Dose, Abtropfgewicht)
2 EL Olivenöl
1 Msp. Safranfäden
Salz
Pfeffer
1 Msp. gemahlener Koriander
4 Lammfilets (ca. 300 g)

1. Getrocknete Tomaten mit der Küchenschere oder einem Messer in schmale Streifen schneiden.
2. Knoblauch schälen und in Scheiben schneiden.
3. Zucchini waschen, putzen und in etwa 2 cm große Würfel schneiden.
4. Kichererbsen in ein Sieb geben, abspülen und abtropfen lassen.
5. 1 EL Olivenöl in einem Topf erhitzen. Tomaten und Knoblauch darin bei mittlerer Hitze etwa 1 Minute andünsten. Zucchini und Kichererbsen dazugeben.
6. 100 ml Wasser und die Safranfäden dazugeben, mit Salz, Pfeffer und Koriander würzen und aufkochen. Bei kleiner Hitze zugedeckt etwa 7 Minuten garen.
7. Inzwischen Lammfilets waschen, trocken tupfen und gegebenenfalls noch vorhandene Sehnen entfernen.
8. Restliches Olivenöl in einer Pfanne erhitzen. Lammfilets rundherum darin anbraten und mit Salz und Pfeffer würzen. Bei kleiner Hitze etwa 5 Minuten braten. Lammfilets mit dem Kichererbsen-Gemüse anrichten.

WARUM GESUND

Lammfleisch strotzt nur so vor blutbildendem Vitamin B12, das ausschließlich in tierischen Lebensmitteln vorkommt. An der Bildung roter Blutkörperchen wirkt auch das aus dem aromatischen Fleisch besonders gut verwertbare Spurenelement Eisen mit.

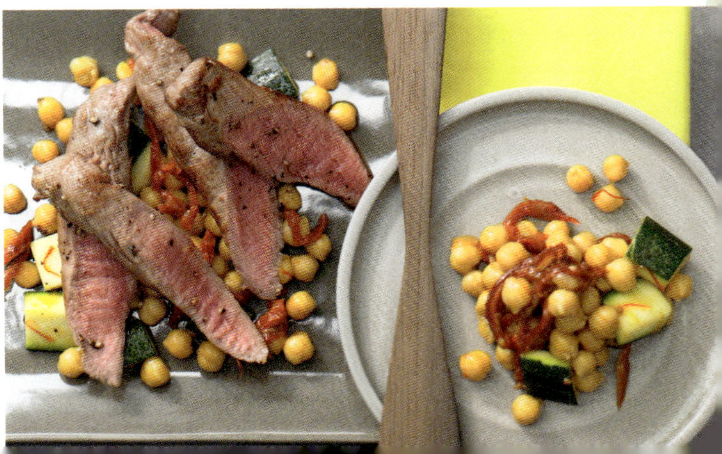

ENTENBRUSTFILETS MIT KUMQUATS UND KORIANDERKARTOFFELN

Pro Portion: Kilokalorien: 513; Fett: 17 g; gesättigte Fettsäuren: 6,6 g; Protein: 40 g; Kohlenhydrate: 46 g; Zucker: 1 g; Ballaststoffe: 4 g

1 STD. 20 MIN.

Zutaten für 2 Portionen

2 kleine Entenbrustfilets (à ca. 200 g)
Salz
Pfeffer
6 Mandarinen oder 2–3 kleine Orangen
200 ml Geflügelbrühe
4 Kartoffeln (ca. 400 g)
2 Stiele Koriander
100 ml Gemüsebrühe
40 ml Kochsahne (15 % Fett)
5 Kumquats
1 Prise Zucker
1 EL Crème fraîche (15 % Fett; 20 g)

1. Entenbrustfilets abspülen, mit Küchenpapier trocken tupfen und mit Salz und Pfeffer einreiben. Mit der Hautseite nach unten in eine beschichtete Pfanne geben und bei mittlerer Hitze 5–7 Minuten anbraten, bis Fett austritt.
2. Filets umdrehen und im Fett die Unterseiten in etwa 5 Minuten braun anbraten. Anschließend das Fleisch auf einen Teller legen und das Fett aus der Pfanne abgießen.
3. Mandarinen oder Orangen halbieren und auspressen. Den Saft mit der Geflügelbrühe in die Pfanne geben und aufkochen lassen.
4. Entenbrustfilets mit der Hautseite nach oben hineinlegen und zugedeckt auf kleinster Stufe etwa 40 Minuten schmoren.
5. Inzwischen Kartoffeln schälen, waschen und auf einem Gemüsehobel in dünne Scheiben hobeln. Dachziegelartig in 2 runde feuerfeste Formen (ca. 12 cm Ø) schichten, dabei jede Schicht leicht salzen und pfeffern.
6. Koriander waschen, trocken schütteln, Blättchen abzupfen und einige beiseitelegen. Restlichen Koriander fein schneiden und in eine Schüssel geben.
7. Gemüsebrühe und Kochsahne mit dem geschnittenen Koriander verrühren und über die Kartoffeln gießen. Im vorgeheizten Backofen bei 180 °C (Umluft 160 °C, Gas: Stufe 2–3) auf der mittleren Schiene 25–30 Minuten garen. (Falls die Oberseite zu schnell bräunt, evtl. mit Alufolie abdecken.)

WARUM GESUND

Wie bei anderem Geflügel gilt auch für Ente: Das magerste Stück ist die Brust und das meiste Fett steckt in der Haut. Hier wird es zu einem guten Teil ausgebraten und dann entfernt, sodass die Kalorienbilanz nicht überbelastet wird.

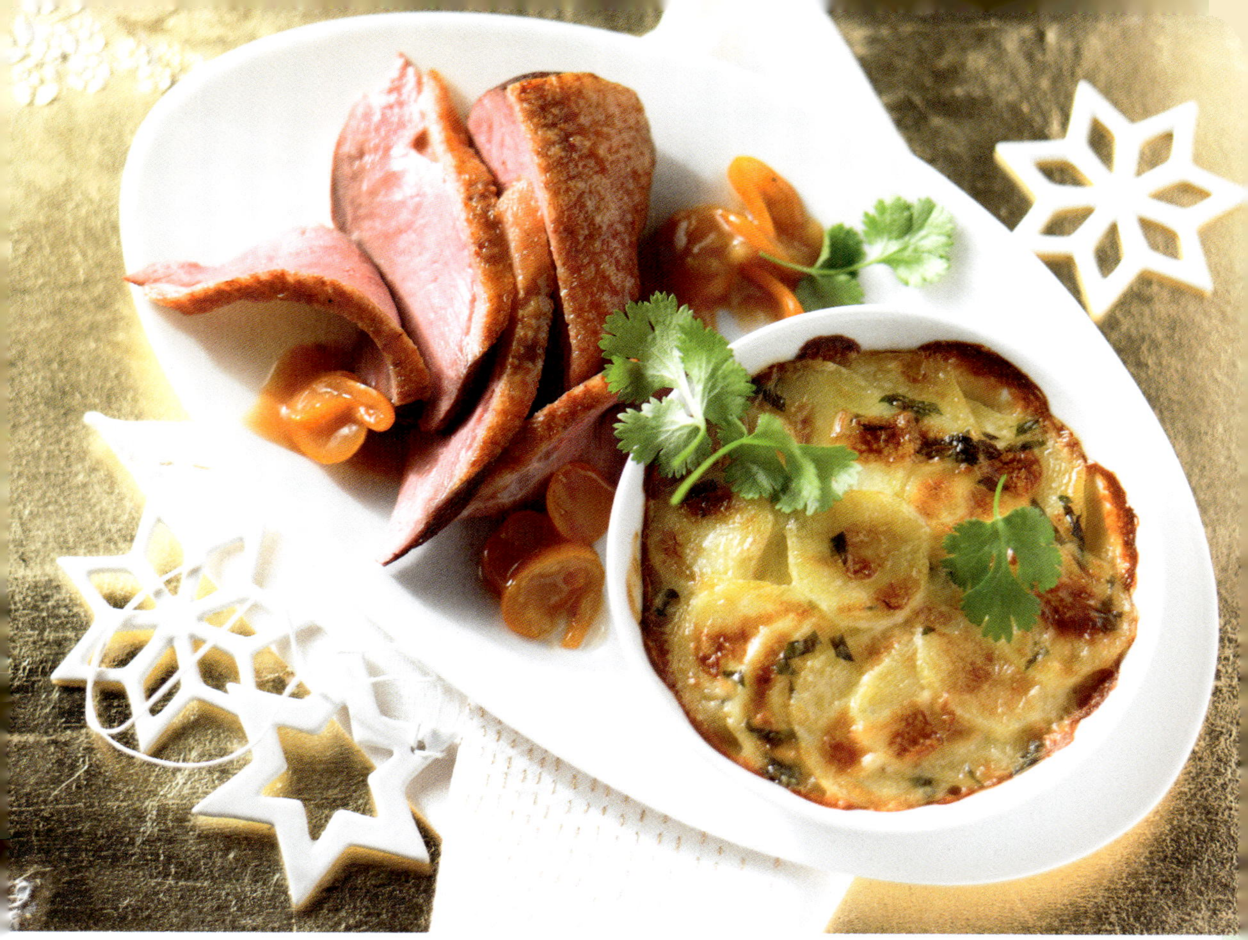

8. In der Zwischenzeit Kumquats waschen, abtropfen lassen und in Scheiben schneiden.
9. Kartoffelgratins aus dem Ofen nehmen, mit Alufolie verschließen und warm halten. Entenbrustfilets in eine kleine Auflaufform legen. Unter dem Backofengrill oder bei Oberhitze etwa 10 Minuten bräunen, bis die Haut knusprig wird.
10. Inzwischen die Schmorflüssigkeit bei starker Hitze in etwa 10 Minuten auf die Hälfte einkochen lassen. Kumquats hineingeben und alles weitere 3–4 Minuten kochen lassen. Mit 1 Prise Zucker, Salz und Pfeffer abschmecken. Crème fraîche unterrühren.
11. Entenbrustfilets in Scheiben schneiden und mit der Soße auf Tellern anrichten. Mit restlichem Koriander garnieren und mit den Korianderkartoffeln servieren.

NOCH SMARTER

Zusammen mit dem Mandarinensaft sorgen Kumquats für den angenehm frischen, fruchtigen Geschmack und natürlich für Vitamin C. Die herben Mini-Früchte isst man übrigens mitsamt der Schale, was für ein kleines Extra an Ballaststoffen sorgt.

REHRÜCKEN MIT SENFKARTOFFELN UND ORANGENSALAT

Pro Portion: Kilokalorien: 483; Fett: 19 g; gesättigte Fettsäuren: 6,8 g; Protein: 35 g; Kohlenhydrate: 38 g; Zucker: 0 g; Ballaststoffe: 7 g

35 MIN.

Zutaten für 4 Portionen

750 g festkochende Kartoffeln
400 ml Gemüsebrühe
400 g Rehrückenfilet
Salz
2 EL Butterschmalz (30 g)
2 EL eingelegter grüner Pfeffer
100 ml Wildfond (Glas)
1 Zwiebel
1 Bund glatte Petersilie
½ Bio-Zitrone
4 Orangen
2 EL heller Balsamessig
Pfeffer
4 EL Olivenöl
2 EL grobkörniger Senf

WARUM GESUND

Dieses Gericht bietet die perfekte Kombination aus jeweils reichlich Eisen und Vitamin C: Das Vitamin hilft dem Körper dabei, den Mineralstoff optimal aufzunehmen und zu verwerten. Dank der würzigen Kartoffeln dazu stimmt auch die Ballaststoffbilanz.

1. Kartoffeln waschen, schälen und mit der Gemüsebrühe in einen Topf geben. Zugedeckt zum Kochen bringen und bei mittlerer Hitze etwa 25 Minuten garen.
2. Inzwischen Rehrückenfilet abspülen, trocken tupfen, längs halbieren, leicht salzen und in einer ofenfesten Pfanne rundherum im heißen Butterschmalz anbraten.
3. Grünen Pfeffer abtropfen lassen und mit dem Wildfond zum Fleisch geben. Im vorgeheizten Backofen bei 180 °C (Umluft: 160 °C, Gas: Stufe 2–3) etwa 15 Minuten garen.
4. Während das Fleisch gart, Zwiebel schälen und fein würfeln. Petersilie abspülen, trocken schütteln, Blättchen abzupfen und hacken.
5. Die halbe Zitrone heiß abspülen, trocken reiben und 1 EL Schale fein abreiben.
6. Orangen so schälen, dass dabei alles Weiße entfernt wird. Orangen in Scheiben schneiden und mit Petersilie auf einer Platte anrichten.
7. Zwiebelwürfel in einer kleinen Schüssel mit Essig, Salz, Pfeffer und Olivenöl verquirlen. Das Dressing über die Orangen träufeln.
8. Kartoffeln abgießen, mit Senf und Zitronenschale mischen. Rehrückenfilet längs in Scheiben schneiden, mit Kartoffeln und Orangensalat servieren.

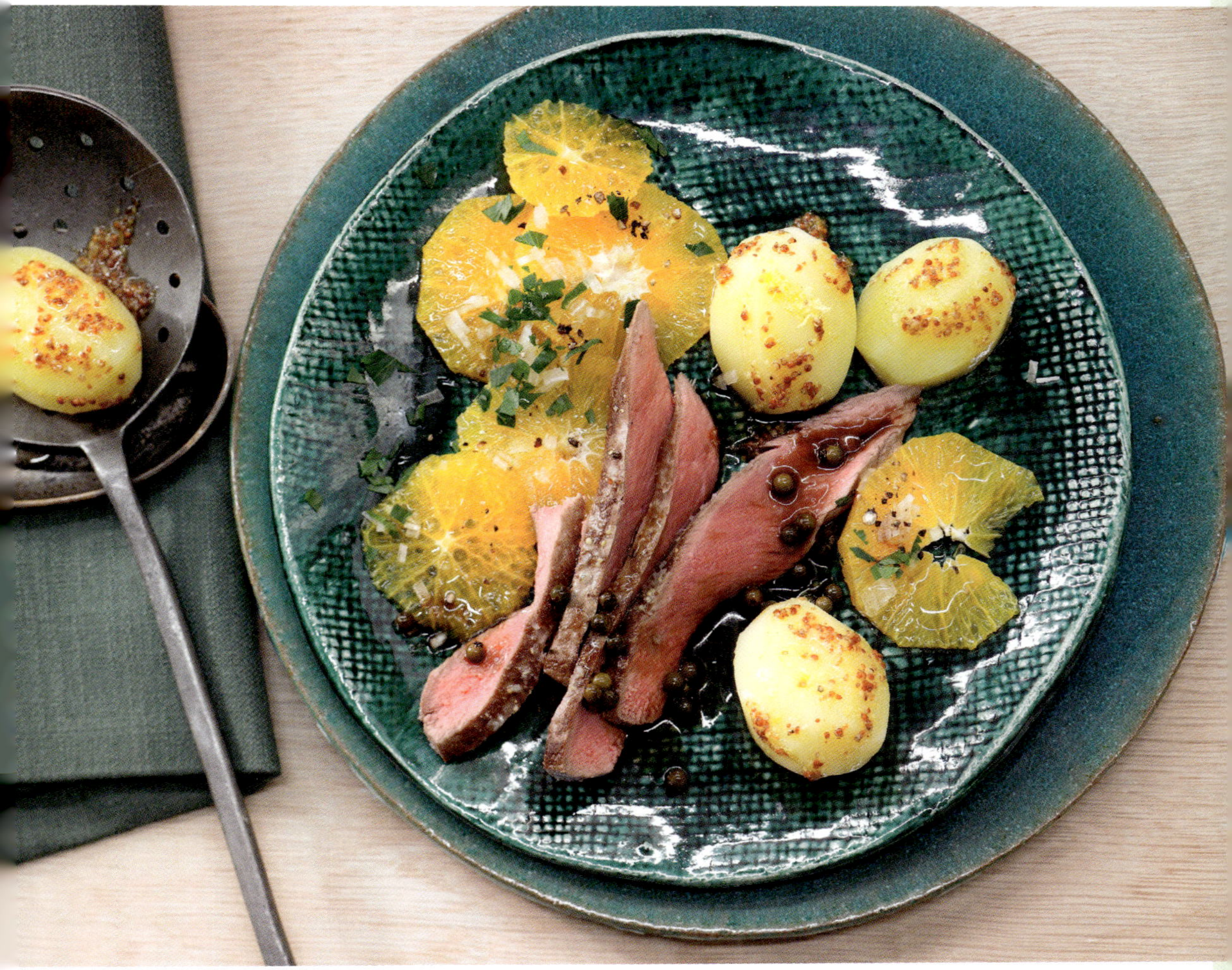

NOCH SMARTER

Generell wird Wild sehr sorgfältig von den Behörden überprüft. Wer dennoch auf Nummer sicher gehen will, brät das Rehrückenfilet besser ganz durch: Verlängern Sie dann die Garzeit um 5–10 Minuten.

PROVENZALISCHES HÄHNCHEN MIT TOMATEN UND OLIVEN

Pro Portion: Kilokalorien: 512; Fett: 21 g; gesättigte Fettsäuren: 4,3 g; Protein: 65 g; Kohlenhydrate: 12 g; Zucker: 0 g; Ballaststoffe: 10 g

1 STD. 20 MIN.

Zutaten für 2 Portionen

3 mittelgroße Tomaten (ca. 250 g)
2 Zwiebeln
2 Knoblauchzehen
2 rote Paprikaschoten (ca. 400 g)
2 EL Olivenöl
2 Sardellenfilets
300 ml Geflügelbrühe
1 Hähnchenbrust am Knochen (mit Haut, ca. 650 g)
4 Salbeiblätter
Salz
Pfeffer
12 grüne Oliven (mit Stein)
3 Stiele Petersilie

1. Tomaten waschen, die Stielansätze keilförmig herausschneiden.
2. Tomaten kurz in kochendes Wasser tauchen, dann kalt abspülen und die Haut abziehen.
3. Tomaten vierteln, entkernen und in grobe Würfel schneiden.
4. Zwiebeln schälen und 1 cm groß würfeln. Knoblauch schälen und fein hacken.
5. Paprikaschoten vierteln, entkernen, waschen und in grobe Stücke schneiden.
6. Olivenöl in einem Bräter erhitzen. Paprikastücke darin bei mittlerer Hitze 5 Minuten andünsten.
7. Zwiebeln und Knoblauch dazugeben, 3 Minuten unter Rühren weiterdünsten.
8. Inzwischen die Sardellenfilets mit einem Messer zu einer Paste zerdrücken, mit den Tomaten in den Bräter geben, kurz andünsten. Die Brühe zugießen und aufkochen lassen.
9. Die Haut der Hähnchenbrust vorsichtig vom Fleisch lösen und die Salbeiblätter darunterschieben.
10. Hähnchenbrust mit Salz und Pfeffer würzen, auf das Gemüse setzen und im vorgeheizten Backofen bei 200 °C (Umluft 180 °C, Gas: Stufe 3) auf der mittleren Schiene 40 Minuten garen.
11. 5 Minuten vor Ende der Garzeit die Oliven in den Bräter geben. Die Soße mit Salz und Pfeffer würzen. Petersilie waschen, trocken schütteln, Blättchen abzupfen, hacken und darüberstreuen. Dazu passen Röstkartoffeln.

WARUM GESUND

Mit einer Portion wird der Tagesbedarf an Kalium bereits zu drei Vierteln gedeckt. Der Mineralstoff unterstützt die Arbeit von Herz und Muskeln.

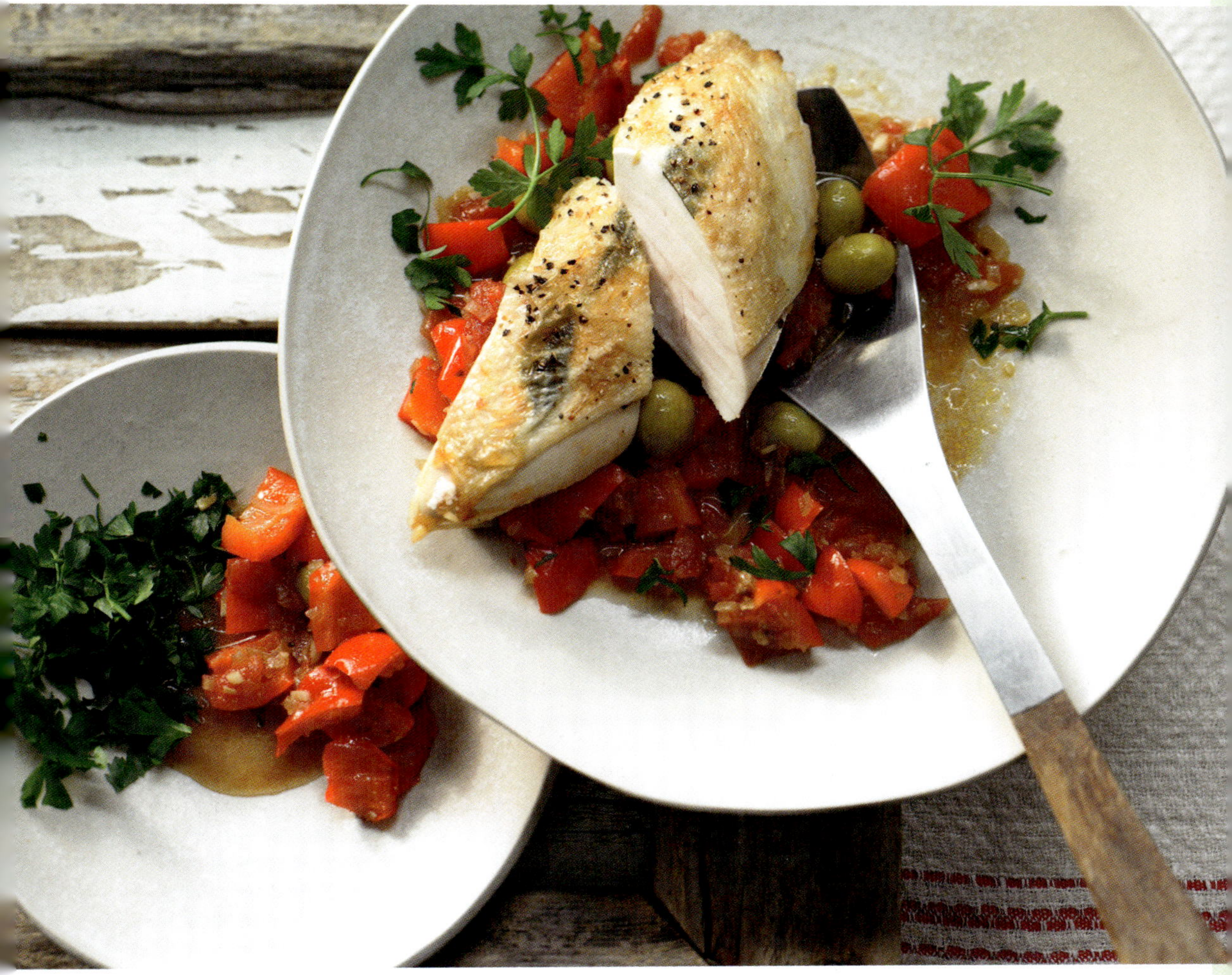

NOCH SMARTER

Wenn Sie etwas Fett sparen möchten, entfernen Sie die Haut der Hähnchenbrust – aber erst kurz vor dem Servieren, denn mitgegart sorgt sie dafür, dass das Fleisch zart und saftig bleibt.

KÖNIGSBERGER KLOPSE IN KAPERNSOSSE

Pro Portion: Kilokalorien: 524; Fett: 31,9 g; gesättigte Fettsäuren: 16,7 g; Protein: 43,4 g; Kohlenhydrate: 14,6 g; Zucker: 0 g; Ballaststoffe: 1,3 g

1 STD. 15 MIN.

Zutaten für 4 Portionen

1 altbackenes Brötchen
3 Sardellenfilets (Glas)
1 Zwiebel
40 g Butter
500 g Kalbshack
1 Ei
1 EL gehackte Petersilie
Salz
Pfeffer
Muskat, frisch gerieben
1 l Fleischbrühe
1 Lorbeerblatt
1 TL Pimentkörner
2 EL Mehl
2 EL Kapern
1 TL scharfer Senf
150 ml Sahne
½ TL Zitronenabrieb
2 TL Zitronensaft

1. Das Brötchen in etwas Wasser einweichen. Die Sardellen abtropfen lassen und fein hacken. Die Zwiebel abziehen und fein würfeln.
2. Die Zwiebelwürfel in 1 EL Butter glasig schwitzen und in eine Schüssel geben. Das Brötchen ausdrücken und mit dem Hackfleisch, den Zwiebelwürfeln, den Sardellen, dem Ei und der Petersilie gut vermengen. Mit Salz, Pfeffer und Muskat abschmecken. Mit nassen Händen aus dem Fleischteig kleine Klopse von ca. 4 cm Durchmesser formen.
3. Die Fleischbrühe mit dem Lorbeerblatt und dem Piment einmal aufkochen lassen und vom Herd nehmen. Die Klopse in die heiße Brühe legen und darin ca. 15 Minuten ziehen lassen. Die Klopse herausnehmen und die Brühe durch ein Sieb gießen und auffangen.
4. Die restliche Butter erhitzen und das Mehl kurz darin anschwitzen. Mit 400 ml von der Brühe aufgießen. Die Kapern, den Senf und die Sahne dazugeben. Für 10 Minuten bei schwacher Hitze leicht köcheln lassen.
5. Die Zitronenschale und den Zitronensaft dazugeben und mit Salz und Pfeffer abschmecken. Die Klopse in der Soße heiß werden lassen und nach Belieben mit Petersilienkartoffeln servieren.

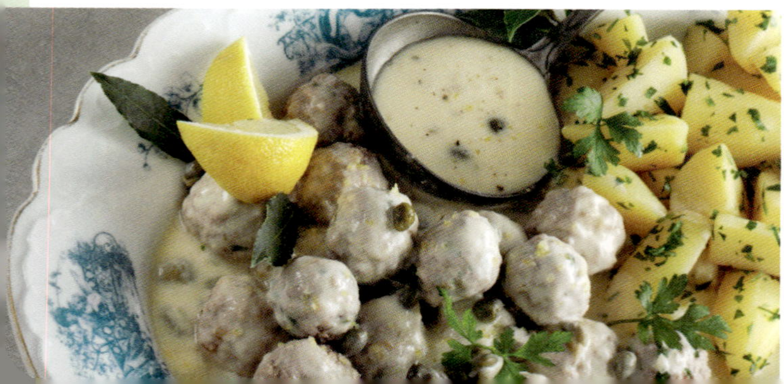

KARTOFFELAUFLAUF MIT LAMM, PILZEN UND SAUERKRAUT

Pro Portion: Kilokalorien: 510; Fett: 18,8 g; gesättigte Fettsäuren: 8,0 g; Protein: 39,6 g; Kohlenhydrate: 43,4 g; Zucker: 0 g; Ballaststoffe: 7,4 g

2 STD. 10 MIN.

Zutaten für 4 Portionen

500 g Lammfleisch (z. B. aus dem Nacken)
1 Zwiebel
2 Möhren
200 g Knollensellerie
150 g Champignons
200 g Sauerkraut
600 g festkochende Kartoffeln
Butter für die Form
Salz
Pfeffer aus der Mühle
150 ml trockener Weißwein
400 ml Fleischbrühe
20 g Butter in Flöckchen
2 EL frisch gehackte Petersilie

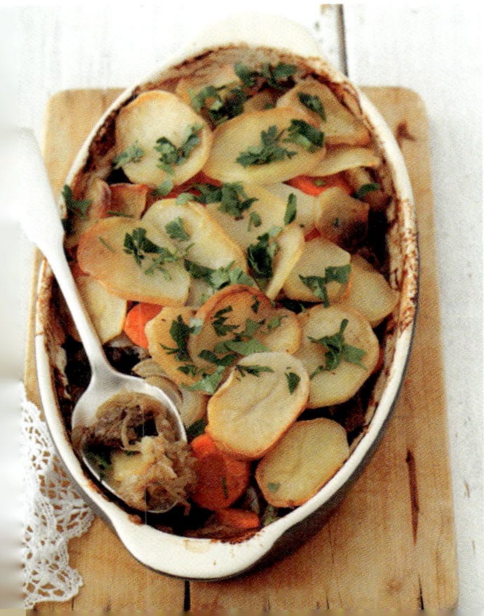

1. Den Backofen auf 200 °C (Umluft: 180 °C, Gas: Stufe 3) vorheizen. Das Fleisch waschen, trocken tupfen und in Würfel schneiden.
2. Die Zwiebel schälen und fein würfeln. Die Möhren putzen, schälen und in Scheiben schneiden. Den Sellerie schälen und würfeln. Die Champignons putzen und je nach Größe halbieren oder vierteln.
3. Das Sauerkraut gut abtropfen lassen. Die Kartoffeln schälen, waschen, trocken tupfen und in 2–3 mm dicke Scheiben schneiden oder hobeln.
4. Alle Zutaten in eine mit Butter gefettete Auflaufform schichten, dabei mit den Kartoffeln beginnen und zwischendurch mit Salz und Pfeffer würzen. Auch mit Kartoffeln abschließen und noch einmal mit Salz und Pfeffer würzen.
5. Den Wein und etwas Brühe angießen, mit der Butter belegen, abdecken und im vorgeheizten Backofen 60 Minuten garen. Zwischendurch nach Bedarf immer wieder etwas Brühe nachgießen.
6. Dann den Deckel oder die Alufolie abnehmen und die Kartoffeln bräunen lassen. Mit der Petersilie bestreuen und servieren.

SCHWEINEFLEISCH-ROSENKOHL-PFANNE MIT KARTOFFELN

Pro Portion: Kilokalorien: 473; Fett: 22,2 g; gesättigte Fettsäuren: 11,3 g; Protein: 31,9 g; Kohlenhydrate: 38,8 g; Zucker: 0 g; Ballaststoffe: 7,9 g

40 MIN.

Zutaten für 4 Portionen

500 g festkochende Kartoffeln
500 g Rosenkohl
Salz
400 g Schweinefleisch (z. B. aus der Oberschale)
1 EL Rapsöl
1 Zwiebel
100 ml trockener Weißwein
200 ml Sahne
Pfeffer aus der Mühle
2–3 EL grob gehackte Petersilie zum Garnieren

1. Die Kartoffeln schälen, waschen und in dicke Scheiben schneiden. Den Rosenkohl waschen, putzen, auf der Stielseite kreuzweise einschneiden und mit den Kartoffeln in Salzwasser ca. 15 Minuten gar köcheln lassen.
2. Das Fleisch waschen, trocken tupfen und in mundgerechte Würfel schneiden. In heißem Öl rundherum braun anbraten und wieder aus der Pfanne nehmen.
3. Die Zwiebel schälen und fein würfeln. Im Bratensatz in der heißen Pfanne glasig andünsten und mit dem Wein ablöschen. Die Sahne dazu gießen und alles ca. 5 Minuten leicht sämig einköcheln lassen. Mit Salz und Pfeffer abschmecken.
4. Das Fleisch wieder dazugeben und in der Soße ca. 5 Minuten bei milder Hitze nur noch gar ziehen lassen. Rosenkohl und Kartoffeln abgießen und vorsichtig untermischen. Mit Petersilie bestreuen und servieren.

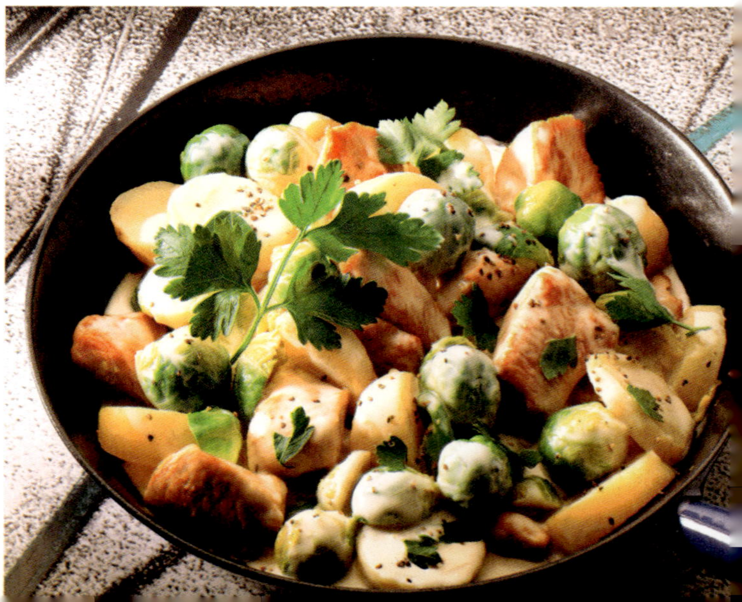

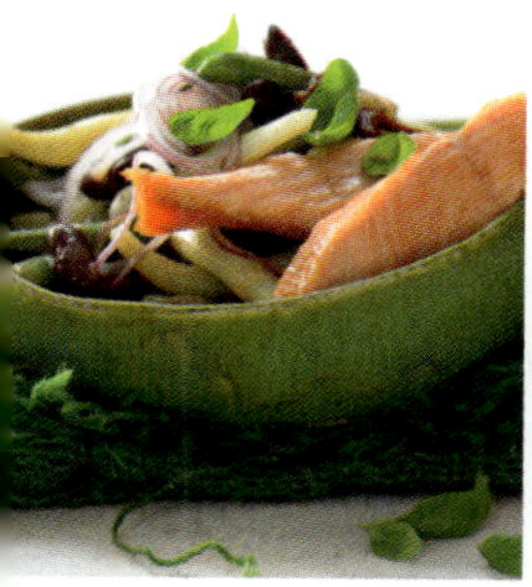
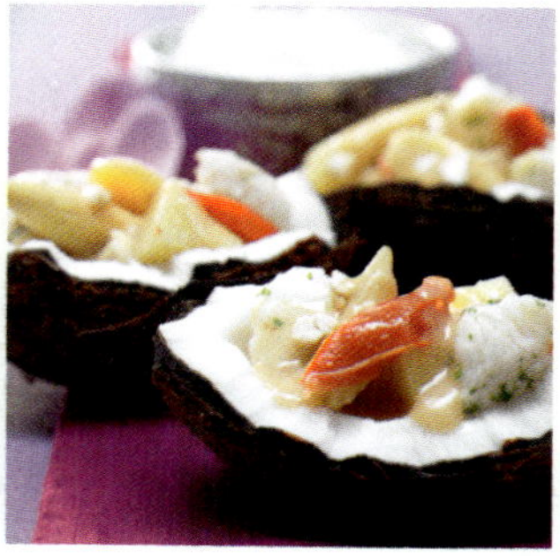
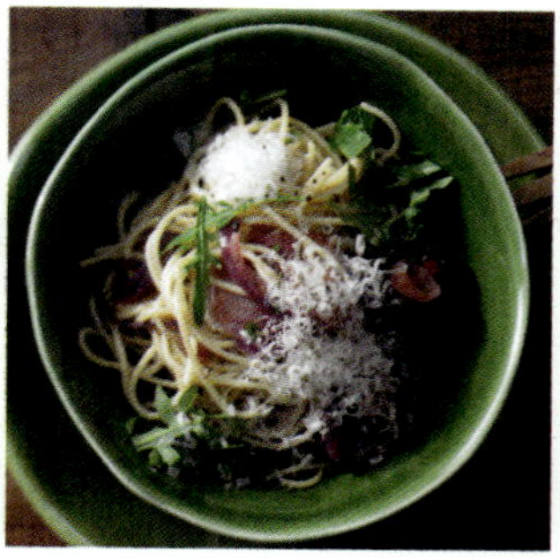
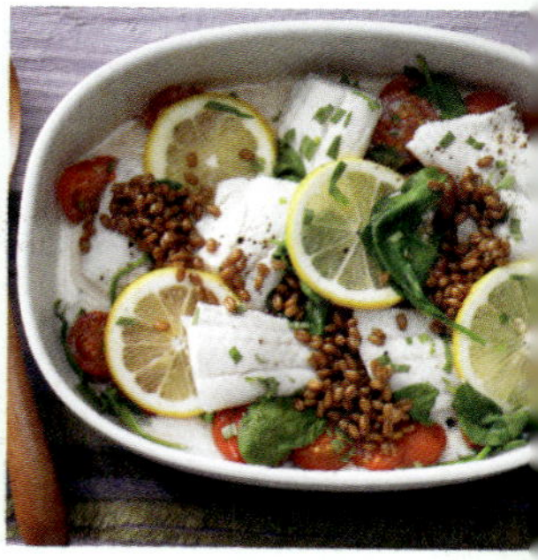

MIT FISCH

GESCHMORTER FISCH SHANGHAI MIT SCHWEINEFLEISCH UND PILZEN

Pro Portion: Kilokalorien: 487; Fett: 19 g; gesättigte Fettsäuren: 3,2 g; Protein: 59 g; Kohlenhydrate: 17 g; Zucker: 1 g; Ballaststoffe: 4 g

50 MIN.

Zutaten für 4 Portionen

125 g Schweinefleisch (aus der Schulter)

150 g Shiitakepilze

250 g Bambusschösslinge (Glas oder Frischepack)

5 Knoblauchzehen

1 Stück Ingwer (40 g)

1 sehr kleine Zwiebel

1 Loup de mer (ca. 1,7 kg, küchenfertig, geschuppt)

8 EL Rapsöl

100 ml Sojasoße

4 EL Reiswein oder grüner Tee

450 ml Gemüsebrühe

Zucker

6 Frühlingszwiebeln

2 EL Speisestärke

1. Das Schweinefleisch waschen, trocken tupfen und in dünne Scheiben schneiden.
2. Shiitakepilze putzen, dabei die Stiele entfernen. Bambusschösslinge abtropfen lassen und in dünne Scheiben schneiden.
3. Knoblauchzehen schälen und grob hacken. Ingwer schälen und in dünne Scheiben schneiden. Zwiebel schälen und in feine Ringe schneiden.
4. Fisch kalt abspülen, trocken tupfen und auf jeder Seite mehrmals leicht schräg bis zur Gräte einschneiden.
5. 6 EL Öl in einem Wok erhitzen. 2 oder 3 Scheiben Ingwer hineingeben und den Fisch von jeder Seite 3–4 Minuten braten, dabei den Wok eventuell zwischendurch etwas schräg halten, damit der gesamte Fisch mit dem Öl in Berührung kommt. Fisch herausnehmen und auf einen Teller legen. Das gesamte Öl und den Ingwer abgießen.
6. Wok auswischen, erneut erhitzen und das restliche Öl hineingeben. Das Fleisch bei starker Hitze unter Rühren kurz anbraten, herausnehmen und zum Fisch legen.
7. Pilze, Zwiebel, Knoblauch und restlichen Ingwer in den Wok geben und unter Rühren 2 Minuten braten.
8. Sojasoße, Reiswein, Gemüsebrühe und 1 Prise Zucker in den Wok geben, Fisch und Fleisch ebenfalls in den Wok legen und zugedeckt bei mittlerer Hitze 8 Minuten kochen.

NOCH SMARTER

Wenn Sie beschichtete Pfannen benutzen, brauchen Sie nicht so viel Öl und können damit den Fettgehalt reduzieren.

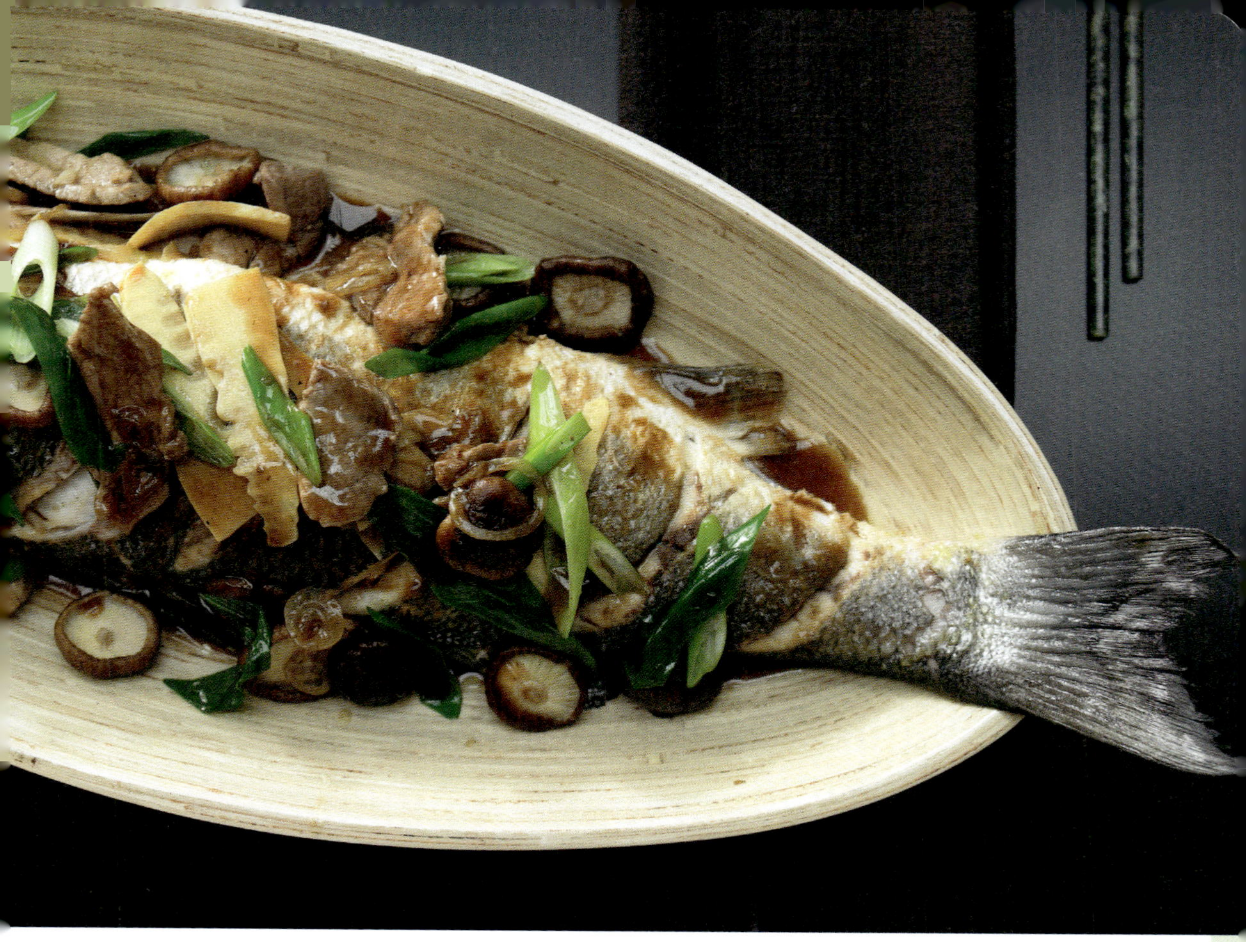

9. Inzwischen die Frühlingszwiebeln putzen und in 2 cm lange Stücke schneiden. Nach 8 Minuten Garzeit den Fisch umdrehen, dabei die Frühlingszwiebeln in die Soße geben. Noch 4 Minuten weiterkochen.
10. Den Fisch herausnehmen und auf eine Platte legen. Speisestärke mit etwas Wasser verquirlen, in die Soße rühren und einmal aufkochen. Mit Salz und Pfeffer abschmecken und über den Fisch geben.

WARUM GESUND

Der Mineralstoff- und Vitaminbedarf wird durch diesen China-Klassiker gut gedeckt. Die ausgewogene Mischung – bei der auch Kinder gern zugreifen – beliefert den Körper mit einer Fülle wichtiger Nährstoffe für Gesundheit und Wohlbefinden.

MAISCHOLLE MIT GRÜNEM SALAT

Pro Portion: Kilokalorien: 481; Fett: 24 g; gesättigte Fettsäuren: 4,6 g; Protein: 53 g; Kohlenhydrate: 10 g; Zucker: 4 g; Ballaststoffe: 1 g

30 MIN.

Zutaten für 2 Portionen

½ Kopfsalat
6 Stiele Kerbel
3 EL weißer Balsamessig
Salz
Pfeffer
2 TL flüssiger Honig
3 EL Rapsöl
2 Maischollen (à 300 g, ausgenommen, ohne Kopf)
1 EL Mehl
½ Bio-Zitrone
2 TL Butter (10 g)

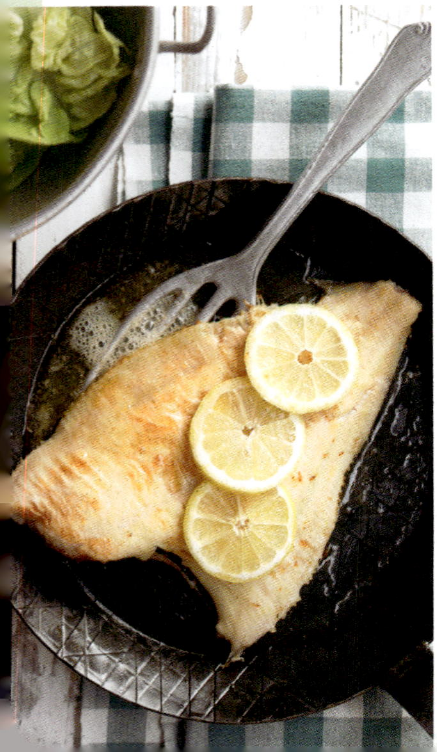

1. Kopfsalat putzen, waschen, trocken schleudern und in mundgerechte Stücke zupfen.
2. Kerbel waschen, trocken schütteln, Blätter abzupfen und hacken.
3. Für die Salatsoße Balsamessig mit 2 EL Wasser, Salz, Pfeffer, Honig und gehacktem Kerbel verrühren. 1 EL Rapsöl unterrühren.
4. Schollen innen und außen gründlich waschen und trocken tupfen. Flossen mit einer Schere abschneiden.
5. Schollen innen und außen mit Salz einreiben und in Mehl wenden; überflüssiges Mehl abklopfen.
6. Restliches Rapsöl in einer beschichteten Pfanne erhitzen, Schollen 4–5 Minuten von jeder Seite darin braten.
7. Die halbe Zitrone heiß abspülen, trocken reiben und in Scheiben schneiden.
8. Salatblätter mit der Salatsoße mischen.
9. Schollen mit der weißen Seite nach oben auf vorgewärmten Tellern anrichten. Pfanne mit Küchenpapier ausreiben. Butter in der Pfanne aufschäumen lassen und über die Schollen gießen.
10. Die Schollen mit Zitronenscheiben und nach Belieben mit Kerbelblättern garnieren. Den grünen Salat dazu servieren.

WARUM GESUND

Um die Schilddrüse mit lebenswichtigem Jod zu versorgen, sollten wir mindestens zweimal pro Woche Seefisch essen, denn kein anderes Lebensmittel enthält so viel von diesem wichtigen Spurenelement. Unser Schollenrezept deckt darüber hinaus auch noch locker den Tagesbedarf an knochenkräftigendem Vitamin D und blutbildendem Vitamin B12.

SPAGHETTI MIT KARAMELLZWIEBELN UND RUCOLA

Pro Portion: Kilokalorien: 479; Fett: 19 g; gesättigte Fettsäuren: 4,9 g; Protein: 16 g; Kohlenhydrate: 58 g; Zucker: 1 g; Ballaststoffe: 6 g

30 MIN.

Zutaten für 4 Portionen

4 rote Zwiebeln
2 Zweige Rosmarin
2 EL Olivenöl
1 TL Rohrzucker
300 g Spaghetti
Salz
1 Stück Parmesankäse (50 g)
4 Sardellenfilets
200 ml Gemüsebrühe
100 g kleine schwarze Oliven (ohne Stein)
Pfeffer
½ Bund Rucola (ca. 50 g)

1. Zwiebeln schälen und in dünne Ringe schneiden.
2. Rosmarin waschen, trocken schütteln, Nadeln abzupfen und fein hacken.
3. Öl in einer Pfanne erhitzen. Zwiebeln und Rosmarin darin bei mittlerer Hitze andünsten.
4. Mit Zucker bestreuen und unter gelegentlichem Rühren 10 Minuten weiterdünsten, bis die Zwiebeln leicht bräunen (karamellisieren).
5. Inzwischen Spaghetti in reichlich kochendem Salzwasser nach Packungsanleitung bissfest garen. Parmesan reiben.
6. Sardellenfilets fein hacken, mit Brühe und Oliven zu den Zwiebeln geben und etwa 1 Minute köcheln lassen. Mit Pfeffer abschmecken.
7. Rucola waschen, trocken schütteln, von groben Stielen befreien und grob hacken.
8. Spaghetti abgießen, abtropfen lassen und unter die Karamellzwiebeln mischen. Mit Rucola bestreuen und mit dem Parmesan servieren.

NOCH SMARTER

Die roten Zwiebeln haben einen milden und von Haus aus schon leicht süßlichen Geschmack, der einen angenehmen Kontrast zum etwas scharfen Rucola und zu den herzhaften Sardellenfilets bildet. Wer mag, kann stattdessen Schalotten nehmen.

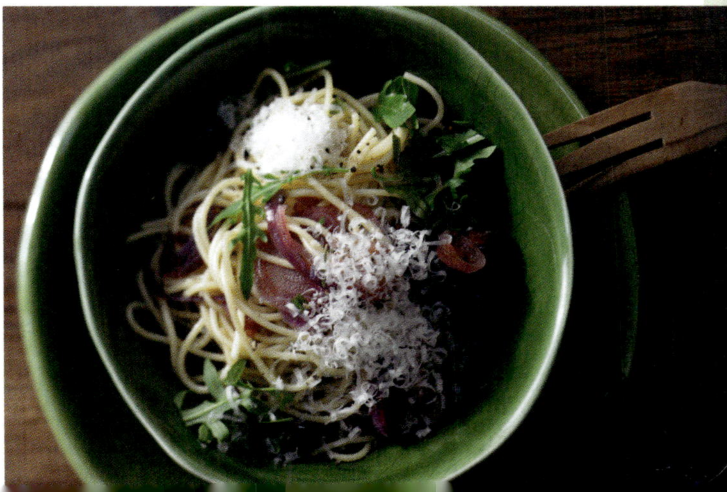

GEBRATENER THUNFISCH IM PFEFFERMANTEL MIT OLIVENLAUCH

Pro Portion: Kilokalorien: 482; Fett: 27 g; gesättigte Fettsäuren: 5,7 g; Protein: 43 g; Kohlenhydrate: 13 g; Zucker: 0 g; Ballaststoffe: 5,5 g

40 MIN.

Zutaten für 2 Portionen

2 TL schwarze Pfefferkörner
1 TL weiße Pfefferkörner
325 g Thunfischfilet (Mittelstück)
1 Stange Lauch (ca. 375 g)
2 Knoblauchzehen
50 g schwarze Oliven (ohne Stein)
3 Stiele Petersilie
1 Orange
1 ½ EL Olivenöl
Salz
Pfeffer

1. Schwarze und weiße Pfefferkörner im Mörser zerstoßen und auf einen Teller geben.
2. Thunfisch in 2 längliche zylindrische Stücke schneiden. Auf allen Seiten im Pfeffer wenden und beiseitestellen.
3. Lauch putzen. schräg in 1 cm dicke Scheiben schneiden und in kaltem Wasser vorsichtig waschen (die Scheiben sollen möglichst ganz bleiben). Herausnehmen und gut abtropfen lassen.
4. Knoblauch schälen und in Scheiben schneiden. Oliven grob hacken.
5. Petersilie waschen, trocken schütteln, Blättchen abzupfen und grob hacken. Orange auspressen, 150 ml Saft abmessen.
6. 1 EL Öl in einer Pfanne erhitzen. Lauchscheiben und Knoblauch darin bei mittlerer Hitze 3–4 Minuten unter Rühren dünsten.
7. Oliven und Orangensaft dazugeben und zum Kochen bringen. 3 Minuten zugedeckt bei mittlerer Hitze kochen, mit Salz und Pfeffer würzen.
8. Inzwischen in einer zweiten Pfanne das restliche Öl erhitzen. Die Thunfischfilets darin auf jeder Seite ca. 45 Sekunden braten.
9. Petersilie unter den Lauch mischen und den Lauch auf Teller verteilen. Thunfisch in Scheiben schneiden und auf dem Lauch anrichten.

WARUM GESUND

Thunfisch enthält gleich mehrere Gesundmacher: Omega-3-Fettsäuren, Vitamine A, D, E und Jod. Ihr Zusammenspiel senkt den Cholesterinspiegel, bessert Blutwerte und stärkt die Schilddrüse.

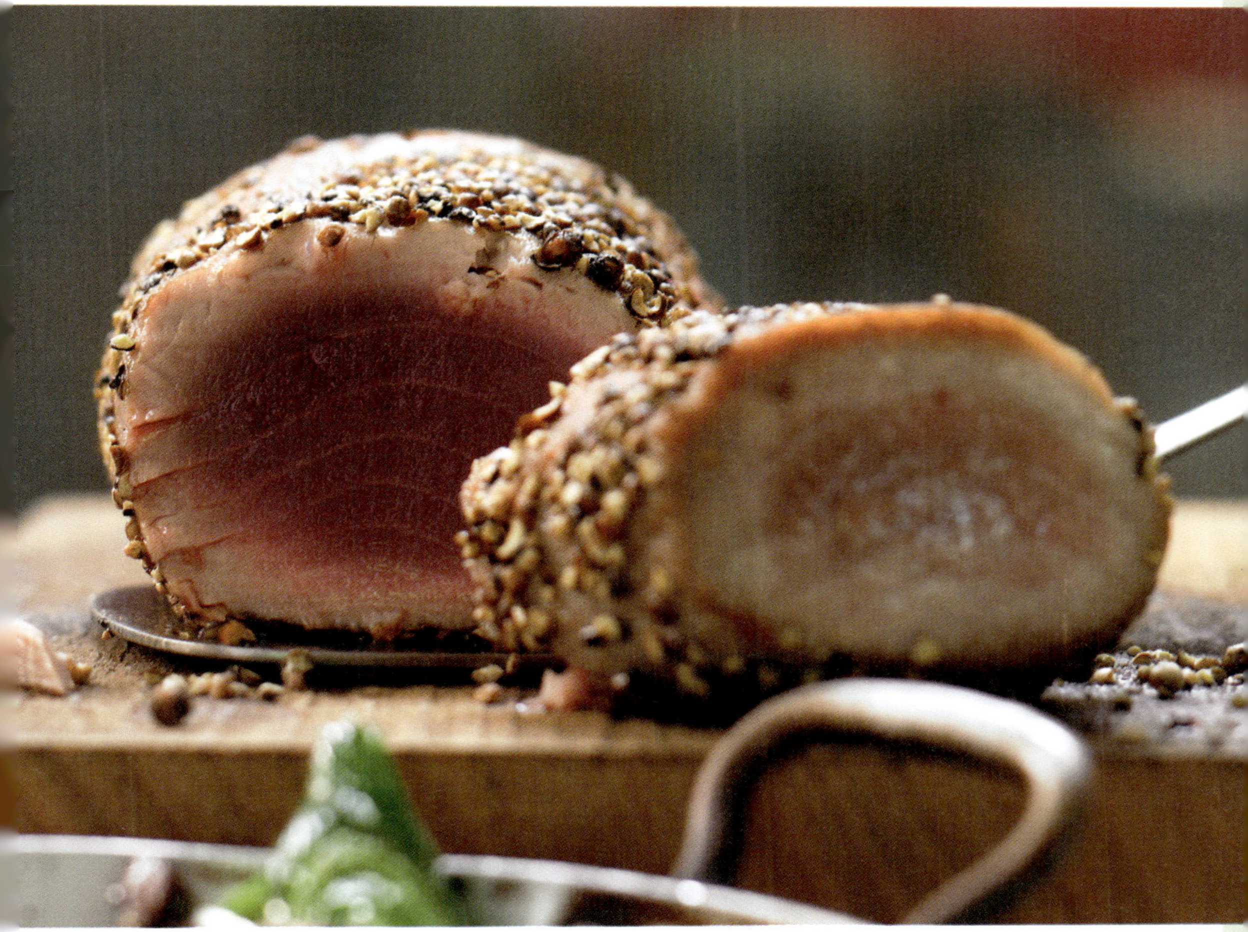

NOCH SMARTER

Wenn Sie keinen Thunfisch bekommen, nehmen Sie Lachs – er ist genauso gesund.

RUCOLA-RADICCHIO-SALAT MIT GRAPEFRUIT UND JAKOBSMUSCHELN

Pro Portion: Kilokalorien: 515; Fett: 33 g; gesättigte Fettsäuren: 4,8 g; Protein: 16 g; Kohlenhydrate: 30 g; Zucker: 0 g; Ballaststoffe: 3 g

40 MIN.

Zutaten für 2 Portionen

- 4 Grapefruits
- 1 EL körniger Dijonsenf
- 1 EL Balsamessig
- Salz
- Pfeffer
- 60 ml Olivenöl
- 1 Handvoll Rucola
- 1 Radicchio
- 1 rote Zwiebel
- 1 Knoblauchzehe
- 1 TL Rapsöl
- 8 Jakobsmuscheln (ohne Muschelschale)

WARUM GESUND

Wer seinen Gästen etwas Besonderes bieten möchte, serviert diesen herb-fruchtigen Salat. Koch oder Köchin sammeln hierbei nicht nur hinsichtlich Optik und Geschmack Pluspunkte, sondern auch mit reichlich Vitaminen für ein starkes Immunsystem.

1. Von 2 Grapefruits den Saft auspressen. Saft in einem kleinen Topf bei mittlerer Hitze sirupartig einkochen lassen.
2. Grapefruitsaft mit Senf, Essig, etwas Salz, Pfeffer und Olivenöl zu einer Salatsoße (Vinaigrette) verrühren, beiseitestellen.
3. Rucola putzen, dabei die unteren Stielenden abschneiden. Radicchio putzen, die äußeren Blätter entfernen und den Strunk keilförmig herausschneiden. Salate waschen, trocken schleudern.
4. Radicchio in feine Streifen schneiden. Salate in eine Schüssel geben.
5. Restliche Grapefruits mit einem Messer so schälen, dass die gesamte weiße Haut entfernt wird. Das Fruchtfleisch in Scheiben schneiden und grob hacken.
6. Zwiebel schälen und in sehr feine Scheiben hobeln. Die ungeschälte Knoblauchzehe mit einem Messer flachdrücken.
7. Eine beschichtete Pfanne erhitzen und mit Rapsöl ausstreichen.
8. Die Jakobsmuscheln trocken tupfen und in der heißen Pfanne zusammen mit dem Knoblauch von jeder Seite 2 Minuten braten. Mit Salz und Pfeffer würzen.
9. Inzwischen die Salate und Grapefruitstücke mit der Salatsoße mischen. Salat auf Teller verteilen und die Muscheln und Zwiebelscheiben daraufgeben.

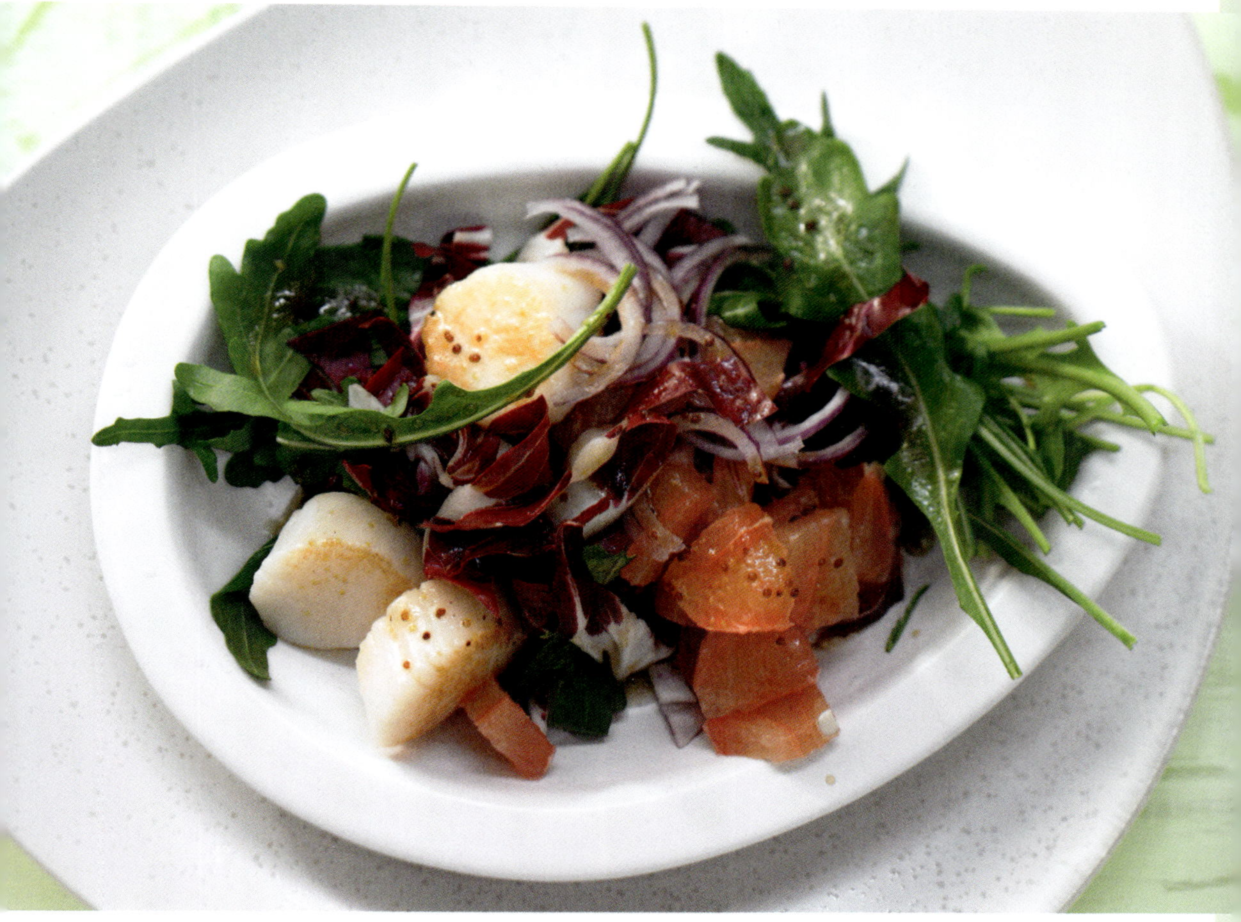

NOCH SMARTER

Geben Sie statt der Jakobsmuscheln eine Handvoll Walnüsse (in einer beschichteten Pfanne ohne Fett kurz anrösten) über den Salat. Das bringt eine Extraportion wertvoller Omega-3-Fettsäuren für gesunde Blutfettwerte.

MILDES FISCHCURRY IN DER KOKOSNUSS SERVIERT

Pro Portion: Kilokalorien: 517; Fett: 26 g; gesättigte Fettsäuren: 10,2 g; Protein: 35 g; Kohlenhydrate: 32 g; Zucker: 0 g; Ballaststoffe: 5,5 g

50 MIN.

Zutaten für 4 Portionen

2 frische Kokosnüsse
1 Bund Koriander
3 EL Öl
500 g Steinbeißerfilet oder anderer fester weißer Fisch
400 g festkochende Kartoffeln
250 g Mini-Maiskolben
4 Tomaten (ca. 320 g)
1 Limette
2 TL rote Currypaste
400 ml Kokosmilch (9 % Fett)
300 ml Fischfond
Salz
Pfeffer
3 EL Thai-Fischsoße
4 EL Cashewkerne

1. Kokosnüsse auf die Arbeitsplatte stellen, sodass die Seite, auf der die drei Einbuchtungen sind, nach oben zeigt. In zwei der Einbuchtungen mit einem Korkenzieher Löcher bohren.
2. Den Saft durch ein Sieb aus den Kokosnüssen gießen, 100 ml abmessen und beiseitestellen.
3. Kokosnüsse in der Mitte zur Hälfte durchsägen, anschließend mit einem Hammer vorsichtig aufklopfen, um zwei gleich große Hälften zu erhalten. Kokosnüsse ausspülen und bis zur weiteren Verwendung beiseitestellen.
4. Koriander waschen, trocken schütteln, Blättchen abzupfen, fein hacken und mit 1–2 EL Öl mischen. Fisch waschen, mit Küchenpapier trocken tupfen und in 3 cm große Würfel schneiden. In eine Schüssel geben und mit dem Korianderöl mischen. 20 Minuten ziehen lassen.
5. Inzwischen Kartoffeln waschen, schälen und in 2 cm große Würfel schneiden. Maiskolben quer halbieren. Tomaten waschen und vierteln, Stielansätze entfernen. Tomaten entkernen. Limette halbieren und auspressen.
6. Restliches Öl in einem Topf oder Wok erhitzen. Currypaste darin 1 Minute unter Rühren andünsten und mit dem beiseitegestellten Kokossaft, der Kokosmilch sowie dem Fischfond auffüllen.
7. Kartoffeln und Mais dazugeben und bei mittlerer Hitze 5 Minuten kochen. Tomaten dazugeben und weitere 3 Minuten kochen.

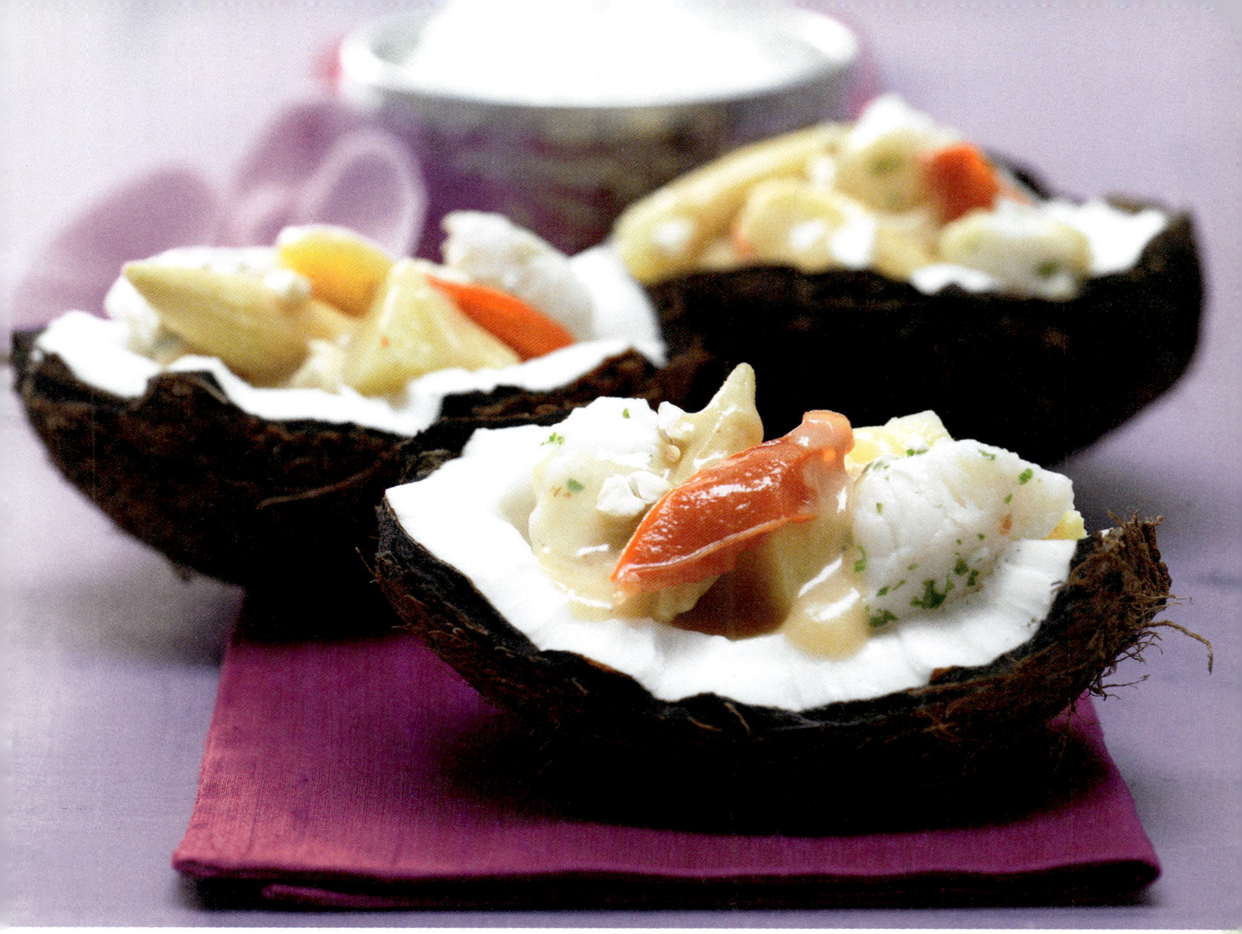

8. Die Soße mit Salz, Pfeffer, Fischsoße und 2 EL Limettensaft würzen.
9. Die Fischwürfel in die Soße geben und zugedeckt bei kleiner Hitze 3–4 Minuten köcheln lassen. Cashewkerne hacken. Curry in die Kokosnusshälften füllen und mit Cashewkernen bestreut servieren.

WARUM GESUND

Die appetitlich gefüllten Kokosnussschalen enthalten jeweils knapp ein Drittel des täglichen Jodbedarfs. In der Nuss selbst steckt reichlich Kalium. Der Mineralstoff ist wichtig für den Wasserhaushalt, der über die Nieren gesteuert wird, und für die normale Muskelerregung. Größte Bedeutung hat er außerdem für die nichtmedikamentöse Regulation des Blutdrucks.

GARNELENSPIESSE AUF SALAT MIT LIMETTEN-INGWER-SOSSE UND SESAM

Pro Portion: Kilokalorien: 517; Fett: 33 g; gesättigte Fettsäuren: 3,2 g; Protein: 36 g; Kohlenhydrate: 17 g; Zucker: 2 g; Ballaststoffe: 4,5 g

40 MIN.

Zutaten für 2 Portionen

8 Garnelen (200 g; ohne Kopf und Schale)
3 Handvoll Mizuna (oder Babysalat-Mix)
1 Stück Ingwerwurzel (ca. 35 g)
½ Limette
1 TL flüssiger Honig
1 TL Wasabi-Paste
Salz
Pfeffer
5 EL Rapsöl
1 TL Sesamöl
1 EL ungeschälter Sesam
12 gelbe Kirschtomaten
2 Frühlingszwiebeln
100 g japanischer gesäuerter Kürbis
100 g japanischer gesäuerter Rettich

1. Die Garnelen jeweils am Rücken mit einem scharfen Messer leicht einschneiden und die schwarzen Darmfäden entfernen. Garnelen abspülen, trocken tupfen und auf 2 Spieße stecken.
2. Mizuna bzw. Babysalate waschen und trocken schleudern.
3. Ingwer schälen, fein reiben und in eine Knoblauchpresse geben. Über einer Schüssel den Saft durchpressen. Limette mit einer Zitronenpresse auspressen.
4. Limettensaft, Honig, Wasabi, etwas Salz und Pfeffer mit dem Ingwersaft verrühren. $^2/_3$ des Rapsöls sowie das Sesamöl mit einem Schneebesen unterschlagen.
5. Sesam in einer kleinen Pfanne rösten und $^2/_3$ davon noch heiß unter die Salatsoße rühren. Restlichen Sesam abkühlen lassen und beiseitestellen.
6. Die Kirschtomaten waschen und halbieren. Frühlingszwiebeln waschen, putzen und schräg in dünne Ringe schneiden.
7. Gesäuerten Kürbis und Rettich jeweils in kleine Stücke schneiden.
8. Das restliche Rapsöl in einer Pfanne erhitzen. Garnelenspieße salzen, pfeffern und von jeder Seite 3–4 Minuten braten.
9. Salat mit $^2/_3$ der Soße mischen und auf 2 Tellern anrichten. Tomaten, Zwiebeln, Kürbis und Rettich darüber verteilen. Je 1 Garnelenspieß darauflegen. Mit restlicher Soße beträufeln, mit übrigem Sesam bestreuen und servieren.

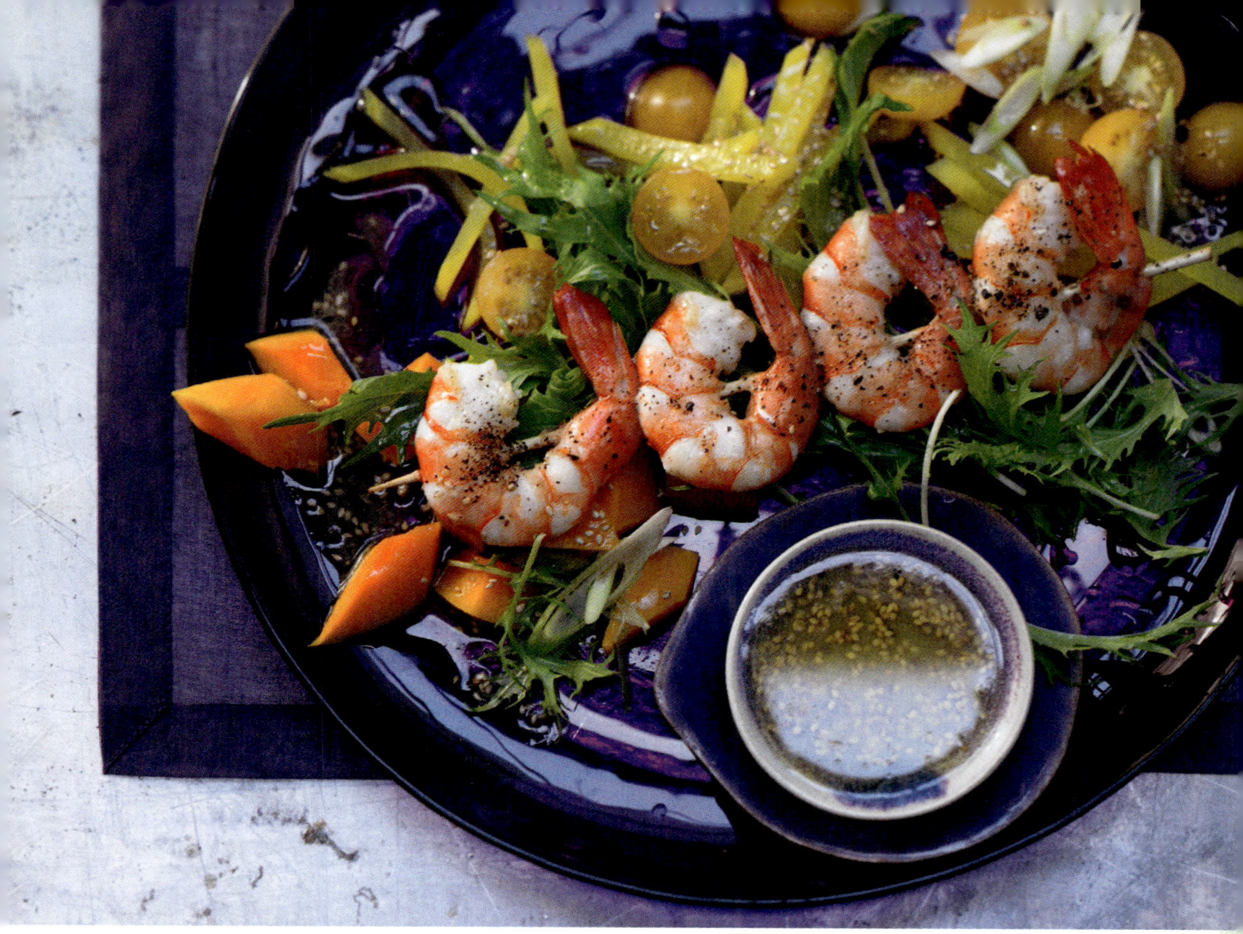

WARUM GESUND

Dieser Salat deckt den Tagesbedarf an Jod und Vitamin E! Jod ist wesentlicher Baustein für die Schilddrüsenhormone, die den Stoffwechsel steuern. Sie haben Einfluss auf Herz und Kreislauf, Wärmeregulation, Sexualität, Wachstum und die körperliche Leistungsfähigkeit. Vitamin E hält die Blutgefäße elastisch, schützt Zellen und Gewebe und ist gut für geschmeidige Gelenke.

NOCH SMARTER

Wer den leicht scharfen Mizuna-Geschmack öfter genießen möchte, kann das zu den sogenannten »Asia Greens« zählende Blattgemüse im Garten, auf dem Balkon oder auf der Fensterbank selbst anbauen. Viele Gärtnereien und Samenhändler bieten inzwischen das Saatgut dafür an.

SCHOLLENFILETS AUS DEM OFEN AUF ESTRAGONSPINAT

Pro Portion: Kilokalorien: 480; Fett: 11 g; gesättigte Fettsäuren: 2,3 g; Protein: 41 g; Kohlenhydrate: 50 g; Zucker: 1 g; Ballaststoffe: 10 g

40 MIN.

Zutaten für 4 Portionen

300 g Kirschtomaten
150 g junger Blattspinat
1 Bio-Zitrone
1 Bund Estragon
4 Schollenfilets (à ca. 140 g, ohne Haut)
Salz
Pfeffer
300 ml Fischfond (Glas)
50 ml Kochsahne (15 % Fett)
1 Prise Zucker
2 EL Rapsöl
300 g vorgegarte Weizenkörner

1. Den Backofen auf 200 °C (Umluft: 180 °C, Gas: Stufe 3) vorheizen. Kirschtomaten waschen und halbieren. Spinat putzen, waschen und trocken schleudern.
2. Zitrone heiß abwaschen, trocken reiben und in sehr dünne Scheiben schneiden.
3. Estragon waschen, trocken schütteln, die Blätter abzupfen und grob hacken.
4. Schollenfilets abspülen, mit Küchenpapier trocken tupfen, in etwa 5 cm große Stücke schneiden und von beiden Seiten mit Salz und Pfeffer würzen.
5. Spinat, Tomaten, Fischfond, Kochsahne und Estragon in einer feuerfesten Form mischen. Mit Salz, Pfeffer und Zucker würzen.
6. Fischstücke darauf verteilen, mit Zitronenscheiben belegen und mit Rapsöl beträufeln. Im vorgeheizten Backofen 15–20 Minuten garen.
7. Inzwischen die Weizenkörner nach Packungsanleitung in reichlich kochendem Salzwasser 10 Minuten garen. In einem Sieb abtropfen lassen und mit Schollenfilets und Spinat anrichten.

WARUM GESUND

In dem unkomplizierten Ofengericht verbergen sich gleich mehrere B-Vitamine in beeindruckender Menge – im Zusammenspiel kann der sogenannte B-Komplex seine zahlreichen Aufgaben im Stoffwechsel besonders gut erfüllen.

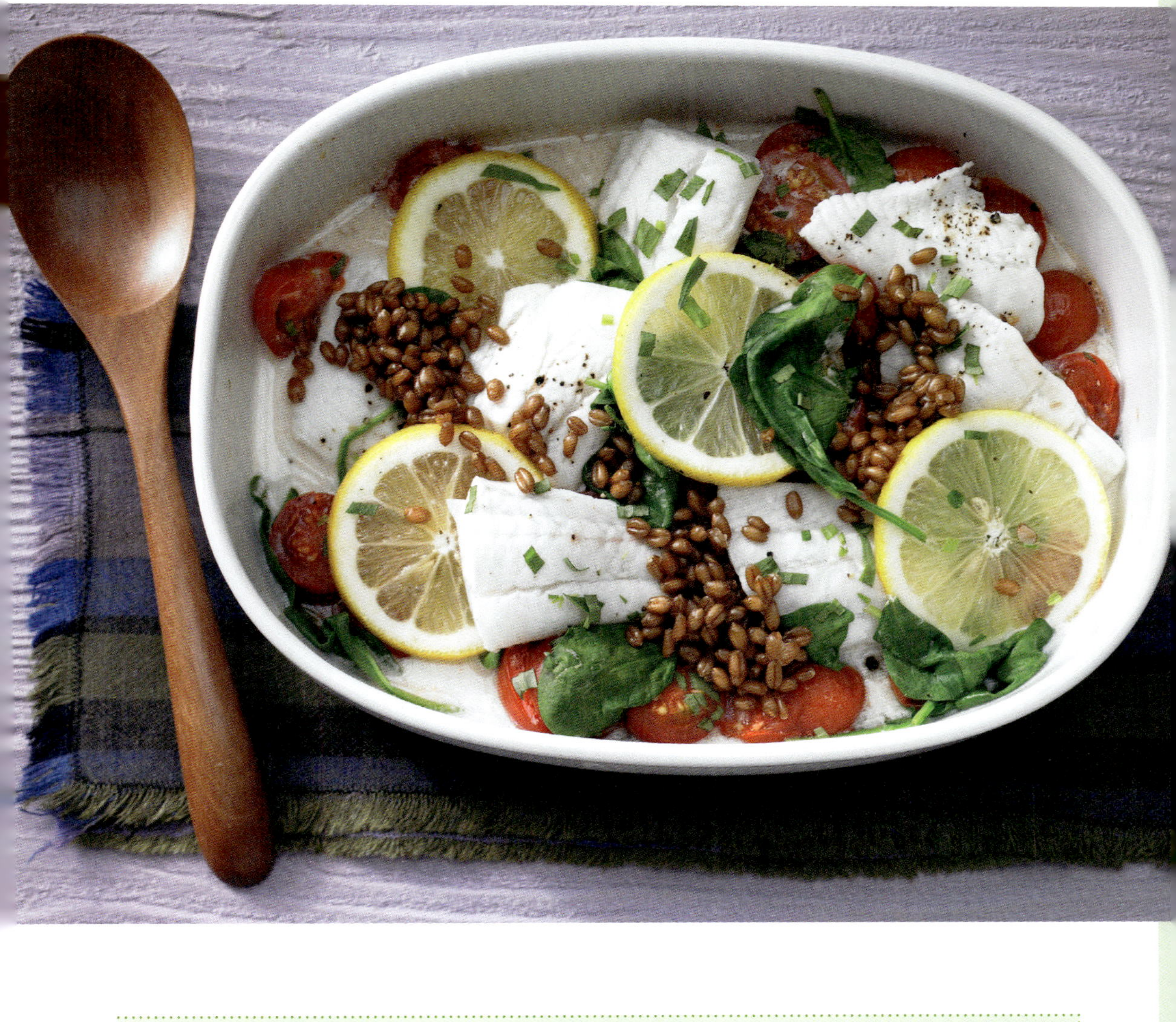

NOCH SMARTER

Noch schneller geht's, wenn Sie tiefgekühlten Blattspinat verwenden. Am besten bei Zimmertemperatur auftauen lassen und vor der Verwendung gut ausdrücken.

CHILI-LACHSFILET MIT PIKANTER PAPRIKA-MANGO-SOSSE

Pro Portion: Kilokalorien: 480; Fett: 29 g; gesättigte Fettsäuren: 6,4 g; Protein: 36 g; Kohlenhydrate: 16 g; Zucker: 2 g; Ballaststoffe: 5 g

50 MIN.

Zutaten für 4 Portionen

- 2 Jalapeños (Glas)
- 3 Bio-Limetten
- 1 EL Chilipulver
- 1 TL brauner Zucker
- 5 ½ EL Öl
- 4 Lachsfilets (à 180 g)
- 2 rote Paprikaschoten (à 150 g)
- 1 vollreife, kleine Mango (200 g)
- 1 rote Zwiebel
- ½ Bund Koriander
- Salz
- Pfeffer
- Zucker
- 150 g saure Sahne

WARUM GESUND

Der feine Speisefisch liefert reichlich Omega-3-Fettsäuren, die unter anderem als natürliche Blutverdünner und darum herz- und kreislauffreundlich wirken. Mango und Paprikaschoten bringen eine dicke Portion Vitamin C auf den Teller.

1. Jalapeños abtropfen lassen, halbieren, entkernen und mit dem Messerrücken zu einer feinen Paste zerdrücken. Limetten auspressen. Die Schale von 1 ausgepressten Limettenhälfte abreiben.
2. Jalapeños in einer Schüssel mit Chilipulver, braunem Zucker, 2 EL Öl und 2 EL Limettensaft verrühren.
3. Lachsfilets abspülen, gut trocken tupfen und in die Würzflüssigkeit legen (marinieren). Bis zur weiteren Verwendung kalt stellen.
4. Paprikaschoten putzen, vierteln, entkernen, waschen und mit der Haut nach oben auf ein Backblech legen. Unter dem heißen Backofengrill rösten, bis die Haut schwarz wird und Blasen wirft.
5. Geröstete Paprika in eine Schüssel geben, mit einem Teller zudecken und 10 Minuten dämpfen lassen.
6. Dann die Haut abziehen und die Paprikaschoten in feine Rauten schneiden.
7. Mango mit dem Sparschäler schälen. Das Fruchtfleisch in Scheiben vom Stein schneiden und ebenfalls in Rauten teilen.
8. Zwiebel schälen und sehr fein hacken. Koriander waschen und trocken schütteln. Blätter abzupfen und hacken.
9. Paprika, Mango, Zwiebeln und Koriander in einer Schüssel mit restlichem Limettensaft und Öl (½ EL zurückbehalten) mischen. Mit Salz, Pfeffer und 1 Prise Zucker würzen.

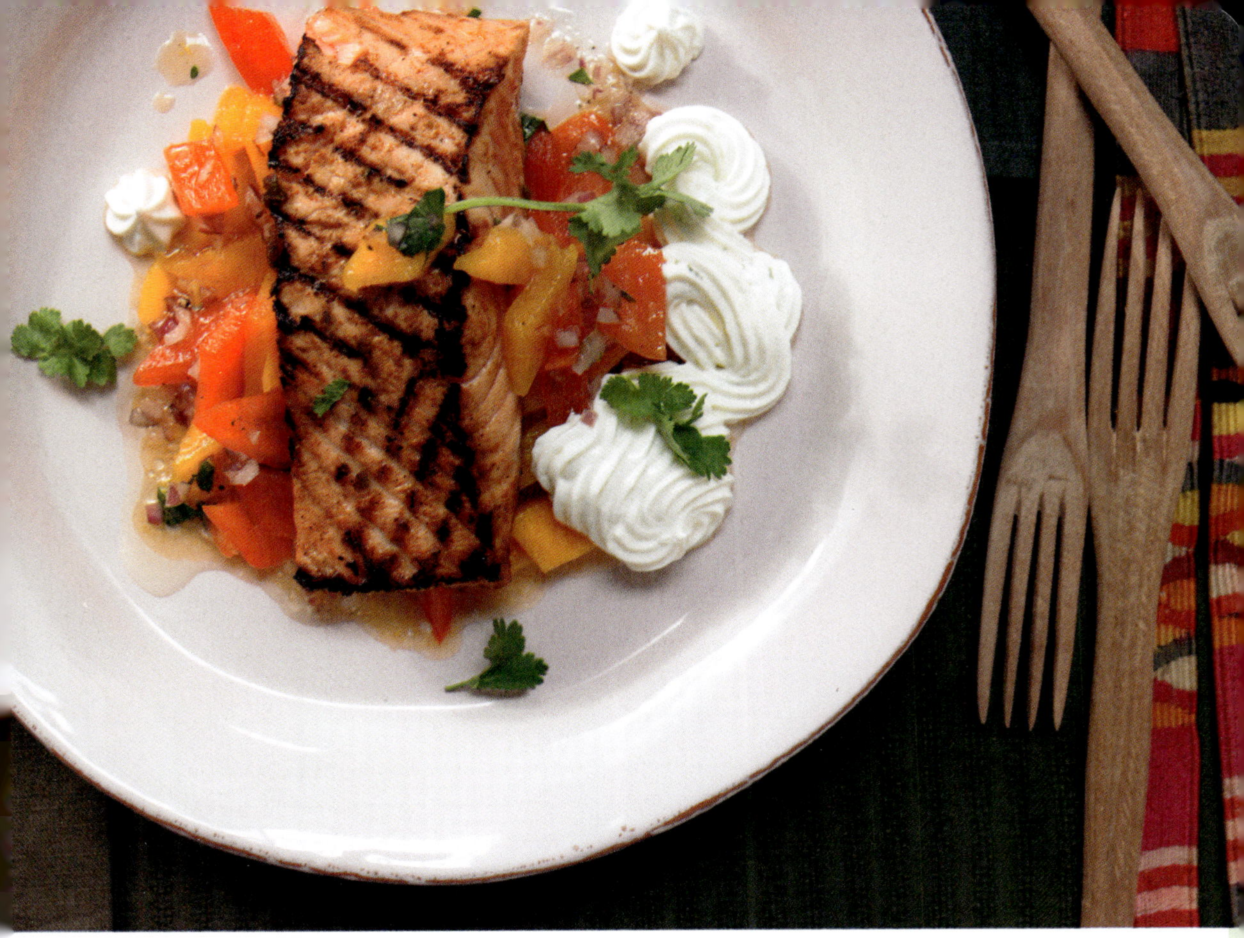

10. Saure Sahne mit abgeriebener Limettenschale, Salz und Pfeffer glattrühren.
11. Eine Grillpfanne erhitzen und mit dem zurückbehaltenen Öl ausstreichen. Lachsfilets aus der Marinade heben und abtropfen lassen.
12. In der Grillpfanne von jeder Seite 3–4 Minuten grillen. Saure Sahne in einen Einwegspritzbeutel geben und dekorativ auf 4 Teller spritzen, je 1 Portion Paprika-Mango-Soße und Lachsfilet darauf anrichten und servieren.

NOCH SMARTER

Je höher seine Qualität, desto besser schmeckt der Lachs. Gönnen Sie sich darum einen Zucht-Lachs mit Biosiegel – oder noch besser Wildlachs mit der Bezeichnung »Gefangen im Pazifik«.

GARNELEN IN SÜSS-SCHARFER GLASUR MIT CHINA-COLE-SLAW

Pro Portion: Kilokalorien: 500; Fett: 17 g; gesättigte Fettsäuren: 4,1 g; Protein: 40 g; Kohlenhydrate: 44 g; Zucker: 34 g; Ballaststoffe: 4,5 g

1 STD. 15 MIN.

Zutaten für 2 Portionen

¼ Chinakohl (ca. 250 g)
Salz
1 kleine Möhre (ca. 50 g)
1 kleine rote Zwiebel
½ Limette
75 ml Kokosmilch (9 % Fett)
2 TL Puderzucker
1 TL Rotweinessig
Pfeffer
2 Stiele Koriander
3 EL Rohrzucker
1 getrocknete Chilischote
2 EL Thai-Fischsoße
1 Knoblauchzehe
3 Frühlingszwiebeln
8 Garnelen (mit Schale, à 50 g)
2 EL Öl

NOCH SMARTER

Falls Sie keine frischen Garnelen bekommen, kaufen Sie tiefgefrorene Ware. Die gibt's bereits geschält, aber noch mit Schwanzstück.

1. Kohl putzen, den Strunk entfernen. Kohl quer zur Rippe in feine Streifen schneiden. Mit etwas Salz bestreuen, kräftig vermengen und 30 Minuten ziehen lassen.
2. Inzwischen die Möhre schälen, in feine Streifen schneiden. Rote Zwiebel schälen und ebenfalls in Streifen schneiden. Limette auspressen.
3. Kokosmilch mit Puderzucker, Essig, 1 EL Limettensaft und etwas Pfeffer verrühren. Kohl abtropfen lassen und zusammen mit Möhren- und Zwiebelstreifen mit der Kokosmilch mischen.
4. Koriander waschen, trocken schütteln, Blätter abzupfen, hacken und unter den Salat mischen. Weitere 30 Minuten ziehen lassen.
5. Rohrzucker, Chilischote, Fischsoße und 3 EL Wasser in einem kleinen Topf aufkochen und unter Rühren so lange kochen, bis sich der Zucker vollständig aufgelöst hat. Abkühlen lassen.
6. Knoblauch schälen und hacken. Frühlingszwiebeln waschen, putzen und in ca. 2 cm lange Stücke schneiden.
7. Die Garnelen aus den Schalen brechen, aber die Schwanzstücke an den Garnelen lassen.
8. Am Rücken aufschneiden, die schwarzen Därme entfernen. Garnelen abspülen und trockentupfen.
9. Öl im Wok bis zum Rauchpunkt erhitzen. Garnelen und Knoblauch hineingeben und kurz anbraten. Mit Pfeffer würzen.

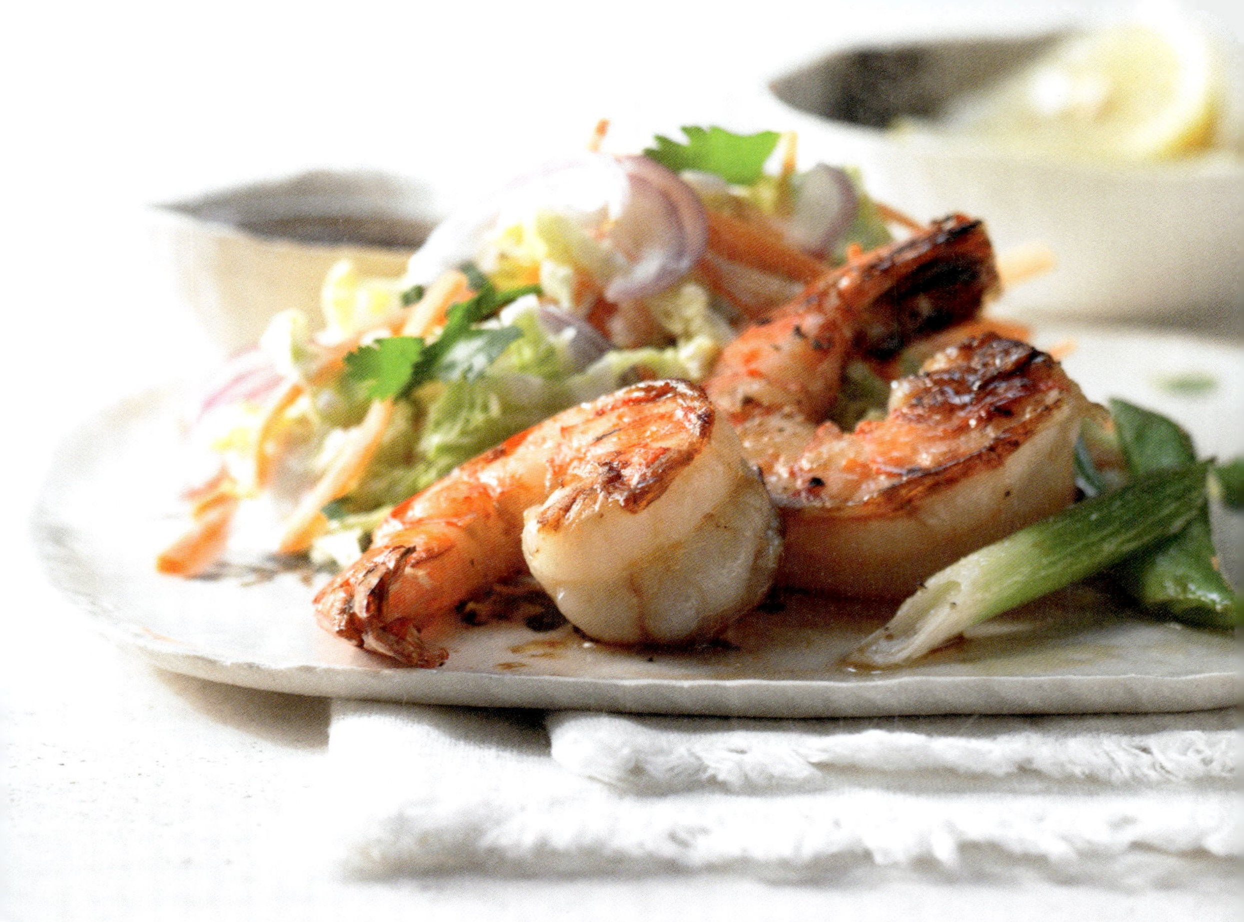

10. 3–4 EL der Chili-Fischsoße dazugeben und so lange unter Rühren garen, bis die Soße an den Garnelen kleben bleibt; das dauert etwa 2 Minuten.
11. Frühlingszwiebelstücke dazugeben und weitere 45 Sekunden braten. Kohlsalat (Cole Slaw) erneut abschmecken. Garnelen auf Teller geben und mit dem Salat servieren.

WARUM GESUND

Richtig viel Jod liefern die glasierten Garnelen. Das Spurenelement ist unter den Nahrungsmitteln nur knapp verbreitet, hier kommt es aber geballt vor, die nötige Tageszufuhr wird mit einer Portion gedeckt. Ohne Jod kann unsere Schilddrüse keine Hormone produzieren, Müdigkeit, Nervosität und Konzentrationsschwäche wären nur drei der möglichen Folgen.

SESAM-FISCHSTÄBCHEN MIT WÜRZIGEM GURKENSALAT

Pro Portion: Kilokalorien: 513; Fett: 27 g; gesättigte Fettsäuren: 3,3 g; Protein: 39 g; Kohlenhydrate: 25 g; Zucker: 2 g; Ballaststoffe: 4 g

45 MIN.

Zutaten für 2 Portionen

1 Salatgurke (ca. 500 g)
Salz
1 rote Zwiebel
1 EL Weißweinessig
1 TL flüssiger Honig
Pfeffer
4 EL Rapsöl
4 Stiele Dill
300 g Seelachsfilet
3 EL Mehl
4 EL Semmelbrösel
1 EL Sesam
1 Ei

1. Die Gurke schälen und in sehr feine Scheiben hobeln. Leicht salzen und in einem Sieb 15 Minuten abtropfen lassen.
2. Zwiebel schälen und fein würfeln. In einer Schüssel mit Essig, Honig, Salz, Pfeffer und der Hälfte des Öls verrühren.
3. Abgetropfte Gurken untermischen. Dill waschen, trocken tupfen, fein schneiden und unterheben.
4. Fisch abspülen, trocken tupfen und quer in 2 cm breite Streifen schneiden. Mit Salz und Pfeffer würzen. Mehl auf einen Teller geben und die Fischstreifen darin wenden.
5. Semmelbrösel mit dem Sesam auf einem Teller mischen.
6. Auf einem weiteren Teller das Ei verquirlen und salzen.
7. Fischstücke durch das Ei ziehen und anschließend in den Bröseln wenden. Brösel fest andrücken.
8. Das restliche Öl in einer beschichteten Pfanne erhitzen und die Fischstäbchen darin bei mittlerer Hitze rundherum goldbraun braten.
9. Auf Küchenpapier etwas abtropfen lassen und mit dem Gurkensalat servieren.

WARUM GESUND

Bei diesem Klassiker zeigt die Nährstoffampel keine roten Fettpunkte. Dafür liefern die Fischstäbchen hochwertiges Eiweiß, das zum Aufbau von Muskeln benötigt wird. Der Tagesbedarf an Jod wird mit einer Portion zu mehr als 100 Prozent gedeckt, der Vitamin-E-Bedarf knapp zur Hälfte.

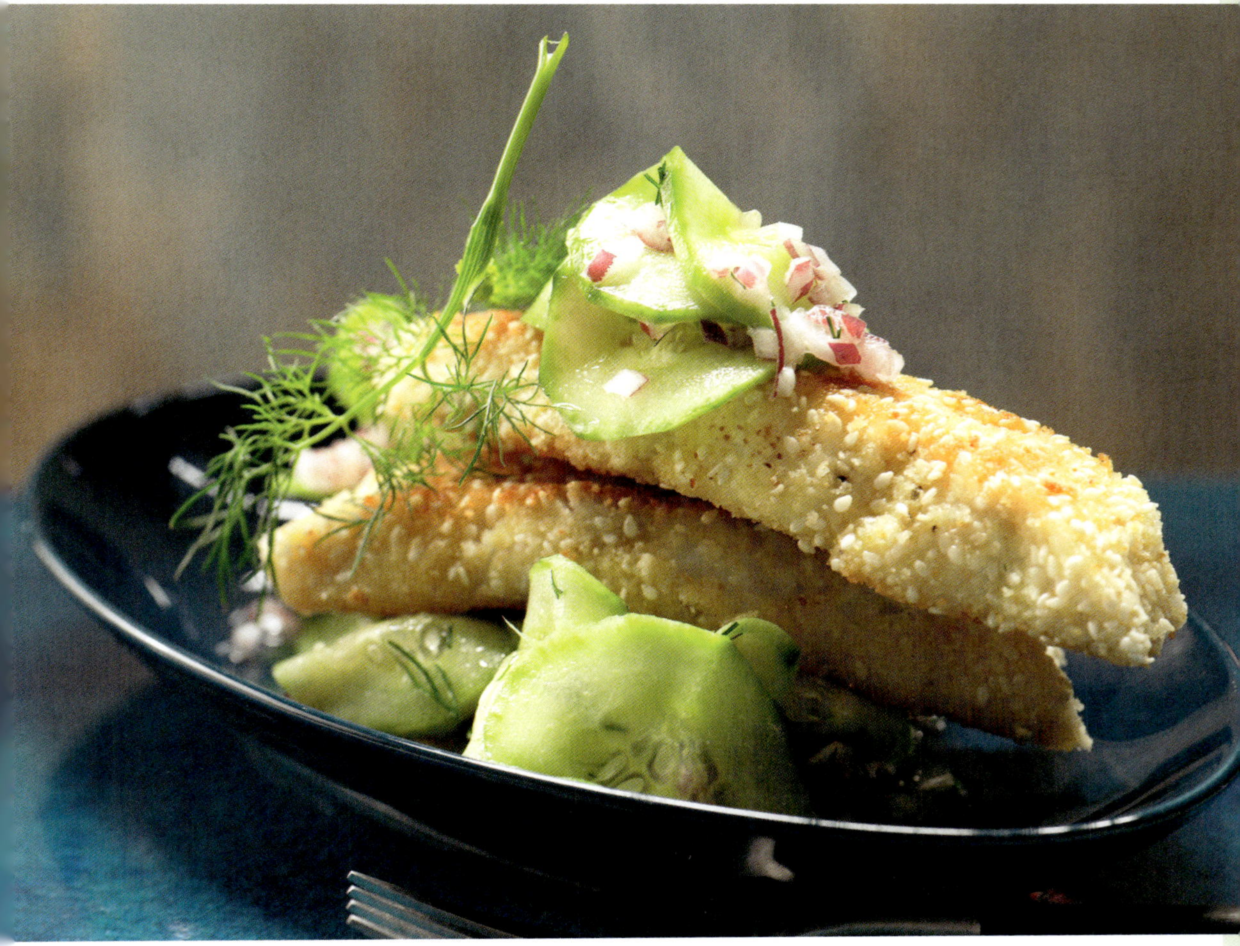

NOCH SMARTER

Nehmen Sie für das Gericht ruhig tiefgekühlten Fisch – er steht in Sachen Nährwert dem frischen in nichts nach.

LACHS AUF BUNTEM BOHNENSALAT MIT DREIERLEI BOHNEN UND GETROCKNETEN TOMATEN

Pro Portion: Kilokalorien: 487; Fett: 29 g; gesättigte Fettsäuren: 5,5 g; Protein: 39 g; Kohlenhydrate: 15 g; Zucker: 0 g; Ballaststoffe: 8,5 g

45 MIN.

Zutaten für 2 Portionen

100 g grüne Bohnen
100 g Wachsbohnen
2 Stiele Bohnenkraut
Salz
125 g Kidneybohnen (Abtropfgewicht, Dose)
2 kleine rote Zwiebeln
50 g getrocknete Tomaten in Öl
1 EL Rotweinessig
1 TL Dijonsenf
Pfeffer
350 g Lachsfilet (ohne Haut)
2 Stiele Basilikum
1 EL Olivenöl

1. Die Bohnen waschen, putzen, eventuell entfädeln und in 4 cm lange Stücke brechen. Bohnenkraut waschen und alles in reichlich Salzwasser 10–12 Minuten kochen.
2. Bohnen abgießen und mit einer Schaumkelle in kaltes Wasser tauchen. Dann gut abtropfen lassen und das Bohnenkraut entfernen.
3. Die Kidneybohnen in einem Sieb abspülen und gut abtropfen lassen.
4. Zwiebeln schälen und auf dem Gemüsehobel fein hobeln oder mit einem Messer in dünne Ringe schneiden.
5. Getrocknete Tomaten abtropfen lassen und dabei das Öl auffangen. Tomaten in feine Streifen schneiden.
6. In einer Schüssel Essig, Senf sowie etwas Salz und Pfeffer mit einem Schneebesen verrühren. 3 EL des aufgefangenen Tomatenöls unterschlagen.
7. Bohnen, Zwiebeln und getrocknete Tomaten in einer Schüssel mit der Soße mischen und mindestens 15 Minuten ziehen lassen.
8. Lachsfilet abspülen, trocken tupfen und in etwa 2 cm breite Streifen schneiden. Basilikum waschen, trocken schütteln, Blätter abzupfen und mit den Händen in Stückchen reißen.
9. Lachs mit Salz und Pfeffer würzen. Olivenöl in einer Pfanne erhitzen. Lachs darin von jeder Seite 1 Minute braten. Mit dem Bohnensalat anrichten, mit Basilikum bestreuen und servieren.

NOCH SMARTER

Wachsbohnen sind besonders zart und darum ideal im Salat, haben aber nur kurz Saison. Wer sie frisch nicht bekommt, nimmt Wachsbohnen aus der Dose oder verdoppelt einfach die Menge der grünen Bohnen.

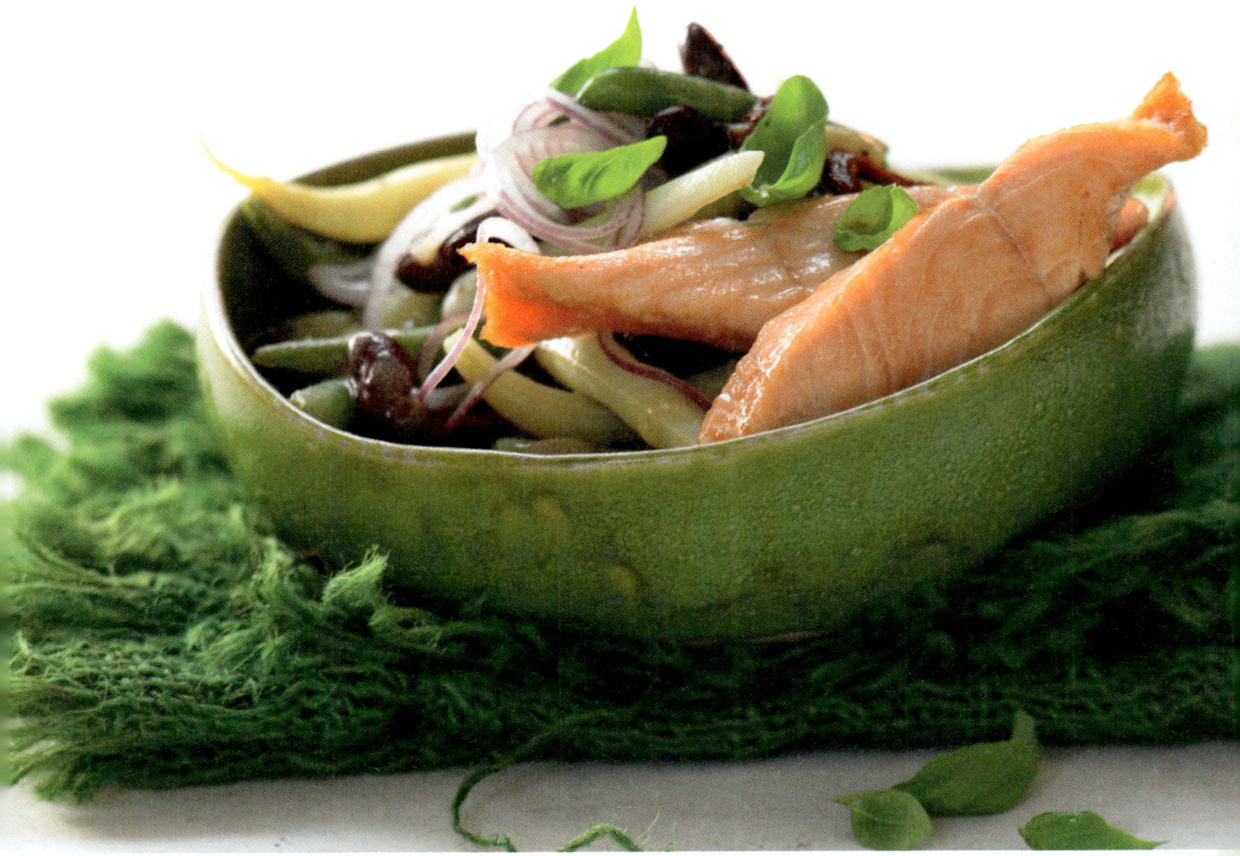

WARUM GESUND

Die Bohnen bieten reichlich Eiweiß und Ballaststoffe. Sie decken außerdem das Tagessoll des »Schönmacher«-Vitamins Biotin zur Hälfte. Keine Angst übrigens vor dem Fett im Lachs: Es besteht fast ausschließlich aus wertvollen Fettsäuren, die dem Körper nur Gutes tun.

OFEN-BACKFISCH MIT APFEL-VINAIGRETTE

Pro Portion: Kilokalorien: 490; Fett: 22 g; gesättigte Fettsäuren: 4,1 g; Protein: 42 g; Kohlenhydrate: 28 g; Zucker: 0 g; Ballaststoffe: 3 g

35 MIN.

Zutaten für 2 Portionen

1 grüner Apfel (ca. 150 g)
1 Schalotte
1 ½ EL Malzessig
Salz
Pfeffer
3 EL Rapsöl
3 Stiele Dill
4 EL Semmelbrösel
2 TL geriebener Parmesankäse
1 Ei
2 Seelachsfilets (à 160 g)
2 EL Mehl

1. Apfel waschen, entkernen und sehr fein würfeln. Schalotte schälen und ebenfalls fein würfeln.
2. Beides in einer Schüssel mit Malzessig, Salz und Pfeffer mischen. Rapsöl dazugeben und zu einer Vinaigrette verrühren.
3. Dill waschen, trocken schütteln, Fähnchen abzupfen, fein schneiden und unter die Apfel-Vinaigrette mischen.
4. Semmelbrösel und Parmesankäse mischen. Das Ei verquirlen. Fisch abspülen, trocken tupfen, mit Salz und Pfeffer würzen und im Mehl wenden.
5. Fischstücke durch das verquirlte Ei ziehen und anschließend in den Bröseln wenden. Brösel fest andrücken.
6. Backblech gegebenenfalls leicht fetten. Den Fisch darauflegen und im vorgeheizten Backofen bei 250 °C (Umluft nicht geeignet, Gas: höchste Stufe) in 12–15 Minuten knusprig backen. Mit der Vinagrette servieren. Dazu passt ein grüner Salat.

WARUM GESUND

Der Vorteil dieses Backfisches: Er wird nicht in Öl frittiert und mit fettlastiger Remoulade gegessen, sondern im Ofen gegart und mit einer leichten Vinaigrette serviert. Der hohe Jodgehalt deckt den Tagesbedarf und fördert die Bildung von stoffwechselregulierenden Hormonen in der Schilddrüse.

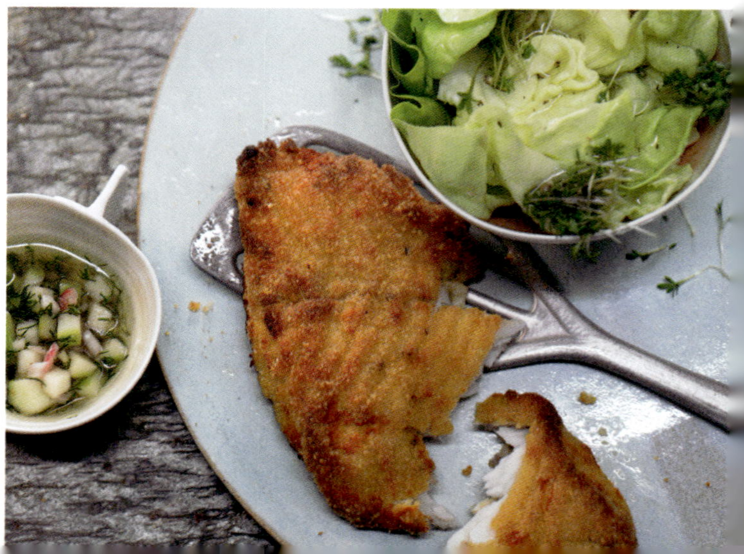

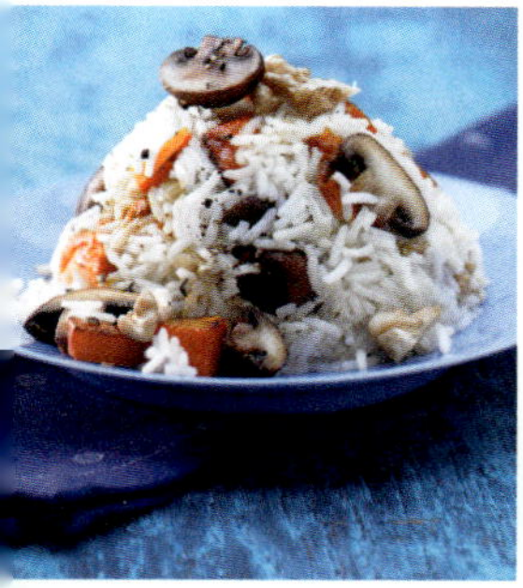
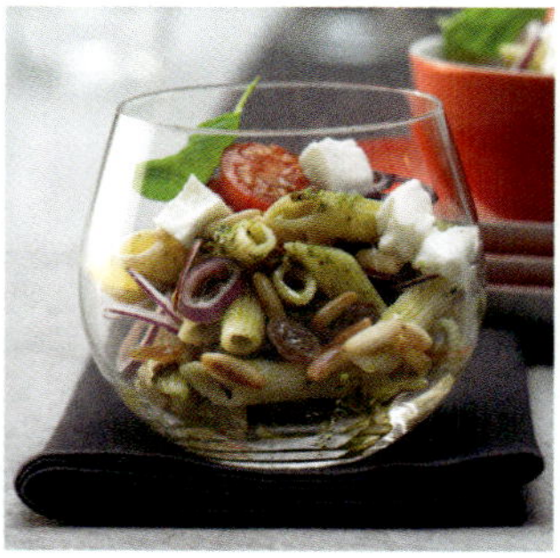
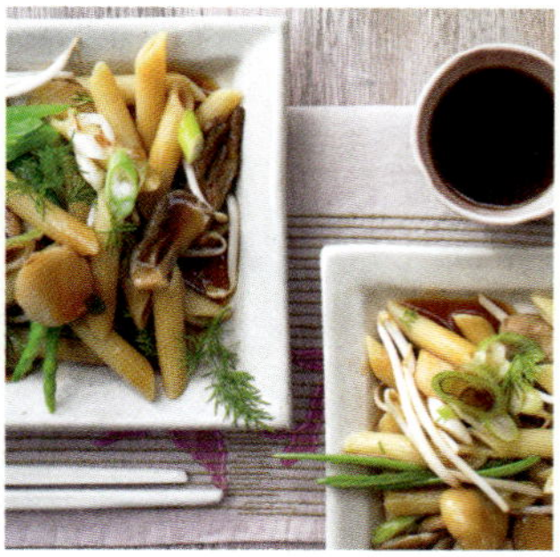
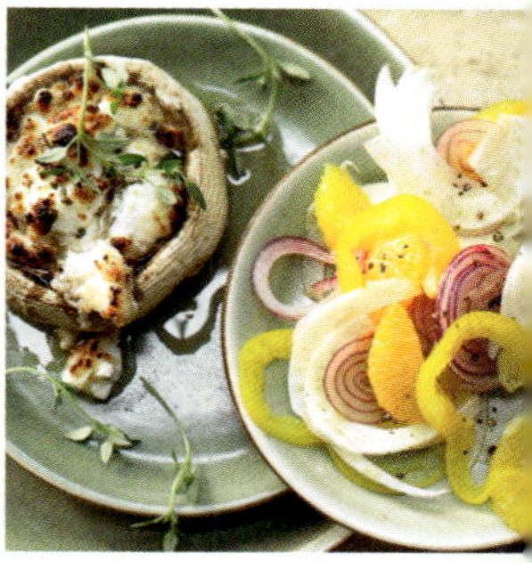

VEGETARISCHE GERICHTE

ASIATISCHE GEMÜSENUDELN MIT AUSTERNPILZEN

Pro Portion: Kilokalorien: 508; Fett: 8 g; gesättigte Fettsäuren: 1 g; Protein: 22 g; Kohlenhydrate: 84 g; Zucker: 0 g; Ballaststoffe: 13 g

35 MIN.

Zutaten für 4 Portionen

- 6 Frühlingszwiebeln
- 250 g Austernpilze
- 250 g Mungobohnensprossen
- 200 g Zuckerschoten
- 400 g Nudeln (z. B. Rigatoni oder Penne)
- Salz
- 4 Stiele Dill
- 100 g Wasserkastanien (Abtropfgewicht; Dose)
- 1 EL Sesamöl
- 1 EL Rapsöl
- 3 EL Austernsoße
- 250 ml Gemüsebrühe
- 100 ml Teriyaki-Soße
- ½ TL gemahlener Ingwer
- Pfeffer

1. Frühlingszwiebeln putzen, waschen und in dünne Ringe schneiden.
2. Austernpilze putzen und in mundgerechte Stücke schneiden.
3. Bohnensprossen in einem Sieb abspülen und abtropfen lassen. Zuckerschoten putzen, waschen und schräg halbieren.
4. Nudeln nach Packungsanleitung in reichlich kochendem Salzwasser bissfest garen.
5. Inzwischen Dill waschen, trocken schütteln, Fähnchen abzupfen und grob hacken. Wasserkastanien abtropfen lassen, halbieren.
6. Sesam- und Rapsöl in einem Wok erhitzen. Pilze, Zwiebeln, Sprossen und Zuckerschoten darin unter ständigem Rühren 6–8 Minuten rundum anbraten.
7. Die Wasserkastanien in den Wok geben.
8. Austernsoße, Gemüsebrühe, Teriyaki-Soße und Ingwer ebenfalls zufügen. Alles bei kleiner Hitze weitere 2–3 Minuten garen. Nudeln abgießen, abtropfen lassen und untermischen. Salzen, pfeffern, mit Dill bestreuen und servieren.

WARUM GESUND

Die fernöstliche Pilz-Pasta bringt fast 40 Prozent der täglich angesagten Ballaststoffe und deckt den Tagesbedarf am B-Vitamin Niacin sogar zur Hälfte. Beim Fett hält sie sich vornehm zurück, macht aber trotzdem richtig satt.

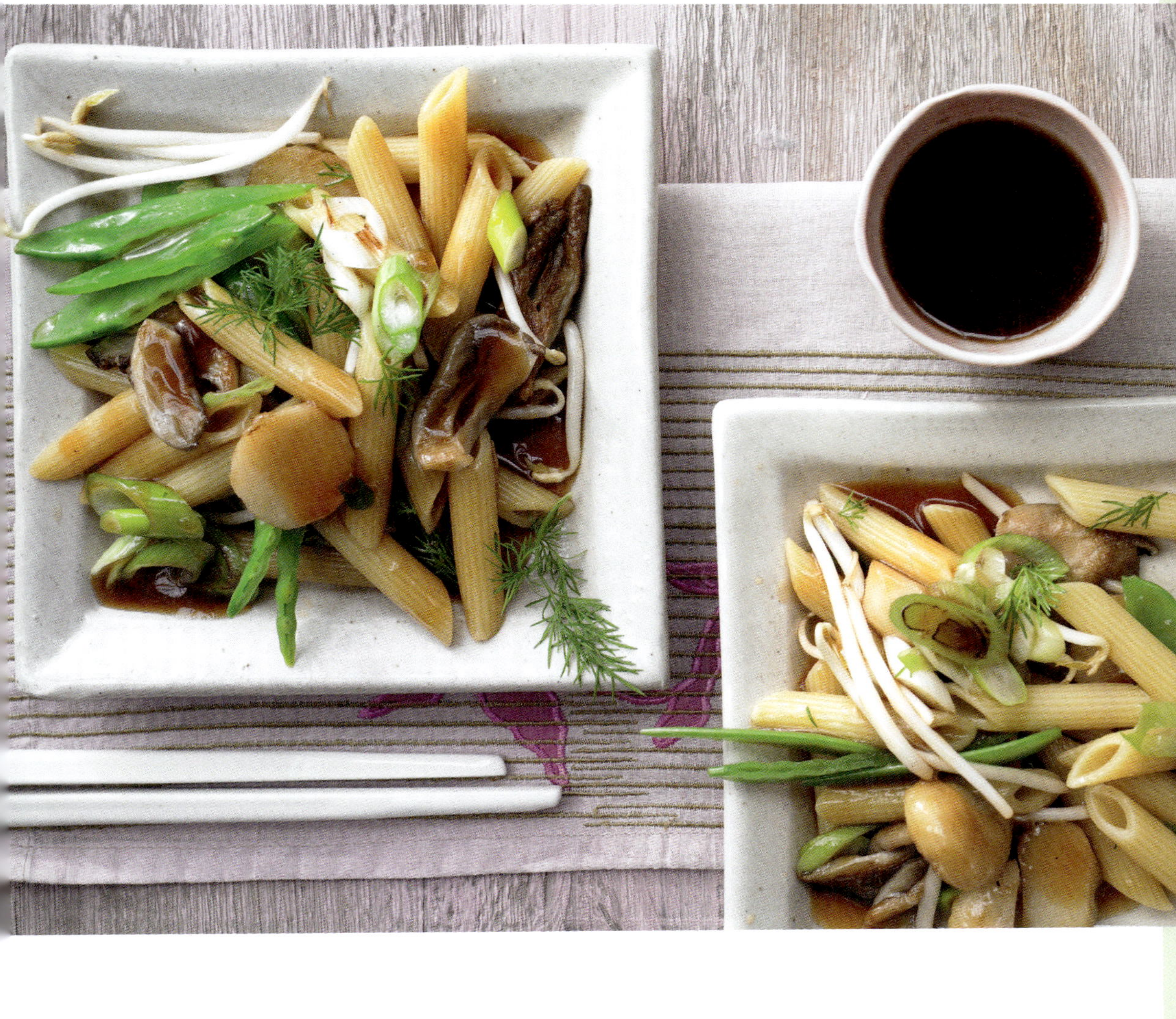

NOCH SMARTER

Wer Wert auf besonders viele Ballaststoffe legt, nimmt Nudeln aus Vollkorn.

VEGETARISCHE CLUB-SANDWICHES MIT ZIEGENKÄSE-PESTO-CREME

Pro Portion: Kilokalorien: 487; Fett: 25 g; gesättigte Fettsäuren: 9,4 g; Protein: 16 g; Kohlenhydrate: 46 g; Zucker: 0 g; Ballaststoffe: 12,5 g

30 MIN.

Zutaten für 2 Portionen

- 1 gelbe Paprikaschote (ca. 200 g)
- 1 kleine Zucchini (ca. 150 g)
- 2 EL Olivenöl
- Salz
- Pfeffer
- 4 Champignons
- 1 Tomate (ca. 80 g)
- 4 Blätter Kopfsalat
- 1 Beet Shisokresse
- 75 g Ziegenfrischkäse
- 1 EL leichtes Pesto
- 6 Scheiben Vollkorntoast (vorzugsweise American Style wegen der Größe)

WARUM GESUND

Viele Vitamine und Mineralstoffe nehmen Sie mit diesem üppig gefüllten Brot zu sich: B-Vitamine sorgen dafür, dass die Nährstoffe optimal verstoffwechselt werden. Die volle Tagesdosis an Vitamin C begünstigt die Eisenaufnahme aus den vegetarischen Zutaten. Und Magnesium tut Ihren Muskeln gut.

1. Paprikaschote vierteln, entkernen und waschen. Zucchini waschen, quer halbieren und der Länge nach in 5 mm dünne Scheiben schneiden.
2. Öl in einer Grillpfanne erhitzen. Paprikastücke darin 2–3 Minuten, Zucchinischeiben 1–2 Minuten bei starker Hitze von jeder Seite braten. Mit Salz und Pfeffer würzen.
3. Champignons putzen, die Stielenden abschneiden und die Köpfe in dünne Scheiben schneiden.
4. Tomate waschen, den Stielansatz keilförmig herausschneiden, die Tomate in 4 Scheiben schneiden.
5. Salatblätter putzen, waschen und trocken schleudern. Kresse vom Beet schneiden, gegebenenfalls waschen und trocken tupfen.
6. Ziegenfrischkäse und Pesto verrühren.
7. Die Toastscheiben unter dem vorgeheizten Grill goldbraun rösten. Jede Toastscheibe auf einer Seite mit Frischkäse bestreichen.
8. 2 Toastscheiben mit Salatblättern belegen, Zucchini und Champignons darauf verteilen.
9. 2 Toastscheiben mit Paprikastücken, Tomatenscheiben und Kresse belegen, auf die Toastscheiben mit Zucchini setzen. Darauf als Deckel die restlichen beiden Toastscheiben mit dem Käse nach unten setzen. Die Brote mit jeweils 2 Holzspießen befestigen und in Dreiecke schneiden.

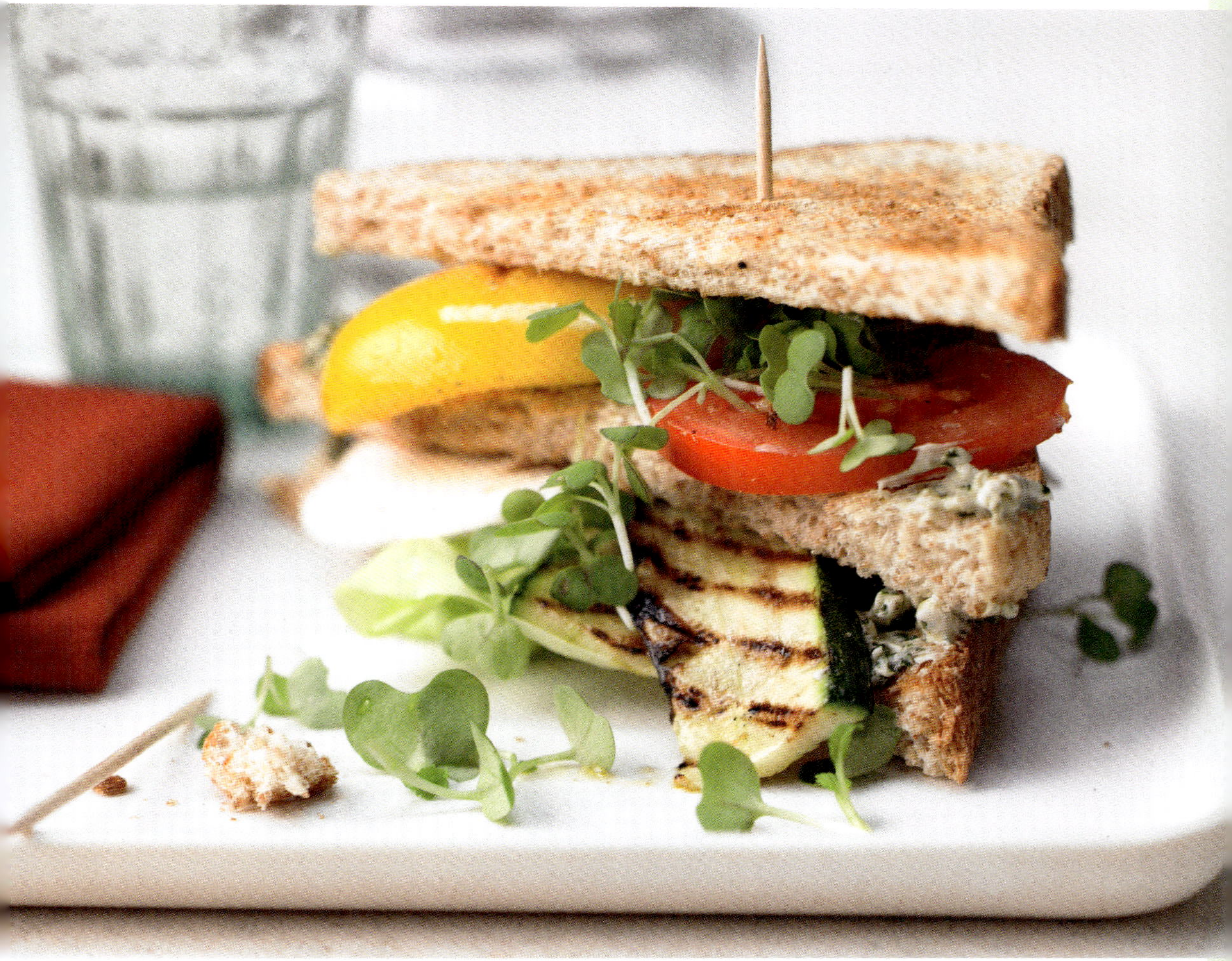

NOCH SMARTER

Wer streng auf Fettkalorien achtet, ersetzt den Ziegenkäse durch mageren körnigen Frischkäse.

KARTOFFELPLÄTZCHEN MIT STEINPILZRAHM

Pro Portion: Kilokalorien: 496; Fett: 32 g; gesättigte Fettsäuren: 4,6 g; Protein: 15 g; Kohlenhydrate: 34 g; Zucker: 0 g; Ballaststoffe: 9,5 g

50 MIN.

Zutaten für 2 Portionen

350 g mehligkochende Kartoffeln
15 g getrocknete Steinpilze
1 Zwiebel
2 Schalotten
3 EL Rapsöl
125 ml Gemüsebrühe
125 ml Sojacreme
1 Bund Schnittlauch
Salz
Pfeffer
Muskatnuss
1 Stück Meerrettich (ca. 20 g)
2 Eier
2 EL Speisestärke

NOCH SMARTER

Wenn Sie möchten, können Sie die Rahmsoße auch mit frischen Champignons, Austernpilzen oder Kräuterseitlingen zubereiten. Pilze sind übrigens so gut wie das einzige »Gemüse« mit Vitamin D.

1. Kartoffeln waschen und mit Schale zugedeckt ca. 20 Minuten kochen.
2. Steinpilze in warmem Wasser einweichen.
3. Zwiebel und Schalotten schälen und getrennt fein würfeln. Zwiebelwürfel in einer Pfanne in 1 TL Öl glasig dünsten. In eine große Schüssel geben und beiseitestellen.
4. 1 TL Öl in der Pfanne erhitzen und die Schalotten darin glasig andünsten.
5. Steinpilze ausdrücken, das Einweichwasser aufheben. Pilze in die Pfanne geben. Ein Sieb mit einer Filtertüte (oder einem Küchentuch) auslegen und das Einweichwasser dadurch in die Pfanne gießen.
6. Flüssigkeit vollständig einkochen lassen, dann Brühe und Sojacreme zugeben. Aufkochen und bei mittlerer Hitze cremig einkochen lassen. Beiseitestellen.
7. Schnittlauch waschen, trocken schütteln und in feine Röllchen schneiden. Kartoffeln abgießen, kalt abschrecken, pellen und durch eine Kartoffelpresse zu den gedünsteten Zwiebeln drücken oder zu den Zwiebeln in die Schüssel geben und mit einem Kartoffelstampfer zerdrücken. Schnittlauch untermischen. Mit Salz, Pfeffer und frisch abgeriebenem Muskat würzen.
8. Meerrettich schälen, fein reiben und mit den Eiern zur Kartoffelmasse geben. Alles gründlich mischen, 1–2 TL Stärke untermischen.

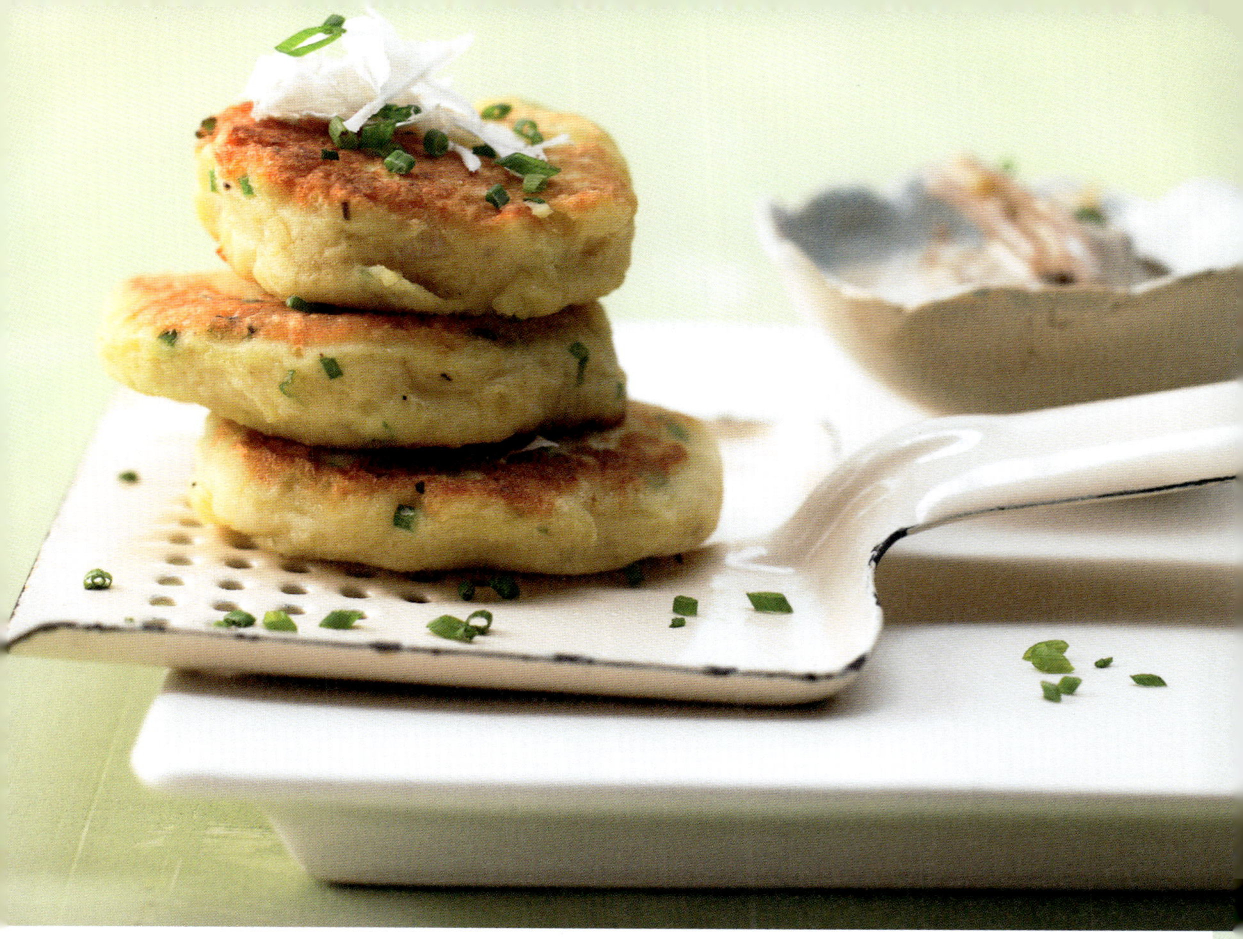

9. Die Kartoffelmasse zu kleinen Kartoffelplätzchen formen.
10. Das restliche Öl in einer Pfanne erhitzen. Kartoffelplätzchen in der restlichen Stärke wenden und von jeder Seite 4 Minuten bei mittlerer Hitze braten. Soße erneut aufkochen, mit Salz und Pfeffer würzen und mit den Kartoffelplätzchen servieren. Nach Belieben mit etwas Schnittlauch garnieren.

WARUM GESUND

Das Gericht liefert reichlich Vitamin D. Das ist besonders wichtig in der kalten Jahreszeit, wenn unser Körper wegen Sonnenmangel dieses Vitamin nicht selbst produzieren kann. Es unterstützt die Kalziumaufnahme und sorgt somit für feste Knochen und Zähne, wirkt zudem positiv auf das Immunsystem.

REISAUFLAUF MIT ROTEN LINSEN

Pro Portion: Kilokalorien: 490; Fett: 19,6 g; gesättigte Fettsäuren: 0 g; Protein: 20,8 g; Kohlenhydrate: 57 g; Zucker: 0 g; Ballaststoffe: 0 g

1 STD.

Zutaten für 4 Portionen

150 g Vollkornreis
Salz
500 ml Gemüsebrühe
200 g rote Linsen
2 Schalotten
2 gelbe Paprikaschoten
1 EL Olivenöl
1 Knoblauchzehe
2 Eier
2 EL gehackte Petersilie
100 g Sahne
schwarzer Pfeffer
Fett für die Form
1 EL Pinienkerne

1. Den Backofen auf 200 °C (Umluft: 180 °C, Gas: Stufe 3) vorheizen. Reis mit 300 ml Salzwasser aufkochen, bei schwacher Hitze 20 Minuten quellen lassen.
2. Inzwischen die Gemüsebrühe erhitzen und Linsen darin bei mittlerer Hitze ca. 10 Minuten garen. Vom Herd nehmen, pürieren und beiseitestellen.
3. Schalotten abziehen und fein hacken. Paprikaschoten halbieren, putzen, waschen und in kleine Würfel schneiden.
4. Öl in einer Pfanne erhitzen. Schalotten darin glasig dünsten. Den Knoblauch abziehen und dazu pressen. Paprikawürfel zufügen und alles bei schwacher Hitze etwa 5 Minuten andünsten. Anschließend vom Herd nehmen.
5. Eier verquirlen und mit dem abgetropften Reis, der Paprika-Zwiebel-Mischung, der Petersilie, der Sahne sowie dem Linsenpüree verrühren. Mit Salz und Pfeffer abschmecken.
6. Die Mischung in eine Auflaufform geben. Pinienkerne darüberstreuen und im vorgeheizten Backofen ca. 30 Minuten überbacken.

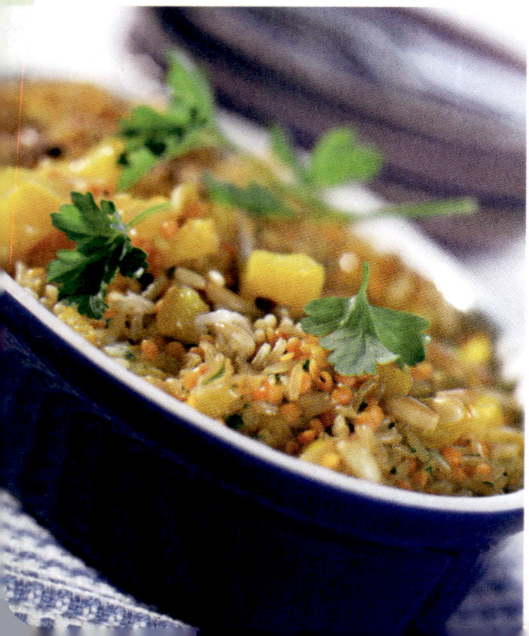

ERBSENRISOTTO MIT PARMESAN

Pro Portion: Kilokalorien: 475; Fett: 22 g; gesättigte Fettsäuren: 0 g; Protein: 17,5 g; Kohlenhydrate: 51 g; Zucker: 0 g; Ballaststoffe: 0 g

40 MIN.

Zutaten für 4 Portionen

200 g Arborio-Reis
250 g Möhren
2 Schalotten
1 Knoblauchzehe
1 Packung tiefgefrorene Erbsen (300g)
3 EL Olivenöl
150 ml trockener Weißwein
150 ml Hühnerbrühe (Instant)
Salz
Pfeffer aus der Mühle
1 kleines Bund Zitronenmelisse
100 g Parmesankäse

1. Den Reis waschen und gut abtropfen lassen.
2. Möhren, Schalotten und Knoblauch schälen. Möhren und Schalotten in feine Würfel schneiden, Knoblauch fein hacken und zusammen mit den Erbsen in eine Pfanne mit dem heißen Öl geben. Reis dazugeben und kurz mit andünsten.
3. Wein und Brühe mischen. Den Risotto damit ablöschen und zugedeckt bei schwacher Hitze 20 Minuten garen. Mit Salz und Pfeffer abschmecken.
4. Zitronenmelisse waschen, trocken schütteln und die Blätter abzupfen. Parmesankäse dünn hobeln, mit den Melisse-Blättern zum Risotto geben und servieren.

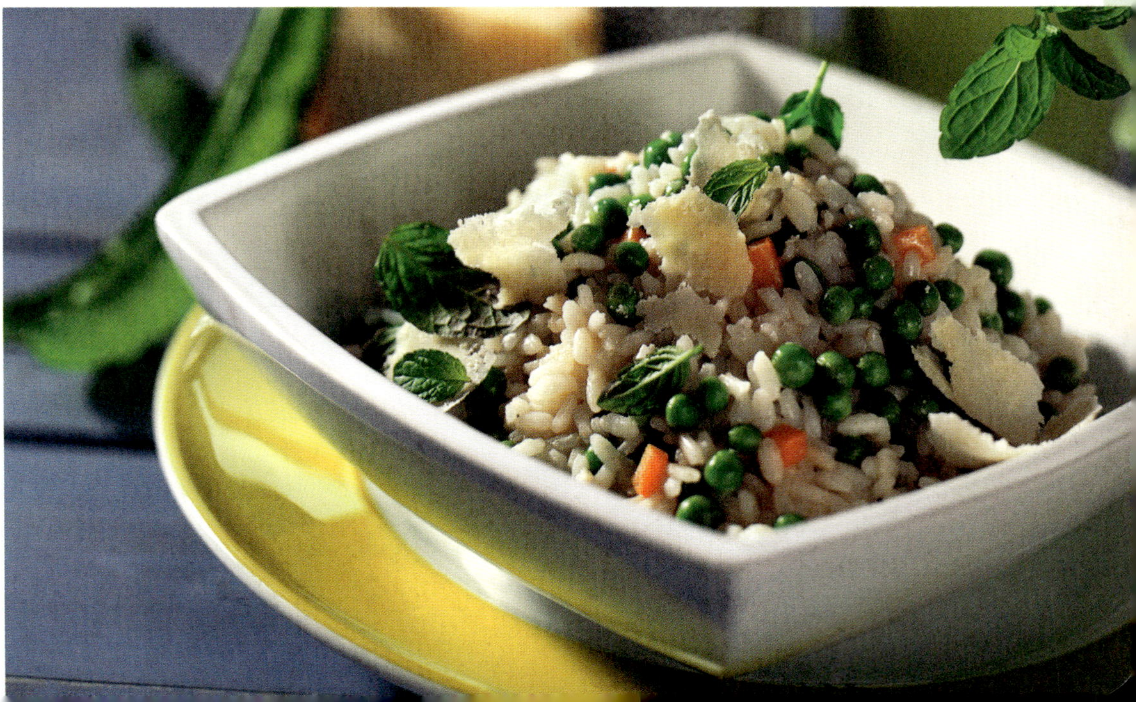

GEFÜLLTE RIESENCHAMPIGNONS MIT ZIEGENKÄSE UND SALAT

Pro Portion: Kilokalorien: 507; Fett: 27 g; gesättigte Fettsäuren: 11,4 g; Protein: 17 g; Kohlenhydrate: 45 g; Zucker: 2 g; Ballaststoffe: 16,5 g

1 STD.

Zutaten für 2 Portionen

2 Zweige Thymian
100 g junger Ziegenkäse (Rolle)
50 g Semmelbrösel
2 EL Olivenöl
1 TL flüssiger Honig
Salz
Pfeffer
4 Riesenchampignons
1 große Fenchelknolle (ca. 350 g)
1 gelbe Paprikaschote (ca. 200 g)
1 rote Zwiebel
1 Zitrone
2 kleine Orangen (à ca. 125 g)

NOCH SMARTER

Verwenden Sie möglichst Vollkorn-Semmelbrösel (erhältlich im Bioladen, Reformhaus oder in gut sortierten Supermärkten). Damit treiben Sie den ohnehin hohen Ballaststoffgehalt im Sinne einer gesunden Darmfunktion noch weiter nach oben.

1. Thymian waschen, trocken schütteln, Blätter abzupfen und hacken. Ziegenkäse fein zerbröseln.
2. Beides mit den Semmelbröseln, ½ EL Olivenöl und Honig mischen, mit Salz und Pfeffer würzen.
3. Die Stiele der Champignons herausdrehen, Champignons mit einem Pinsel, einer Bürste oder Papiertuch von eventuell anhaftendem Schmutz befreien.
4. Käsefüllung in die Champignons geben und fest andrücken. Auf ein Backblech legen und zur Seite stellen.
5. Fenchel putzen, waschen und den Strunk keilförmig herausschneiden. Fenchel in sehr feine Scheiben hobeln.
6. Den Stielansatz der Paprikaschote rund herausschneiden und die Kerne entfernen. Paprika waschen, dann in dünne Ringe schneiden.
7. Rote Zwiebeln schälen und in feine Ringe hobeln.
8. Zitrone halbieren und auspressen. Orangen so großzügig schälen, dass alles Weiße entfernt wird. Das Fruchtfleisch mit einem scharfen Messer zwischen den Trennhäuten herausschneiden, Saft dabei auffangen.
9. Gemüse mit Orangenfilets und -saft sowie restlichem Öl mischen. Salat nach Belieben mit Zitronensaft, Salz und Pfeffer würzen und 30 Minuten ziehen lassen. Champignons im vorgeheizten Backofen bei 225 °C (Umluft: 200 °C, Gas: Stufe 3–4) ca. 25 Minuten auf der zweiten Schiene von unten backen.

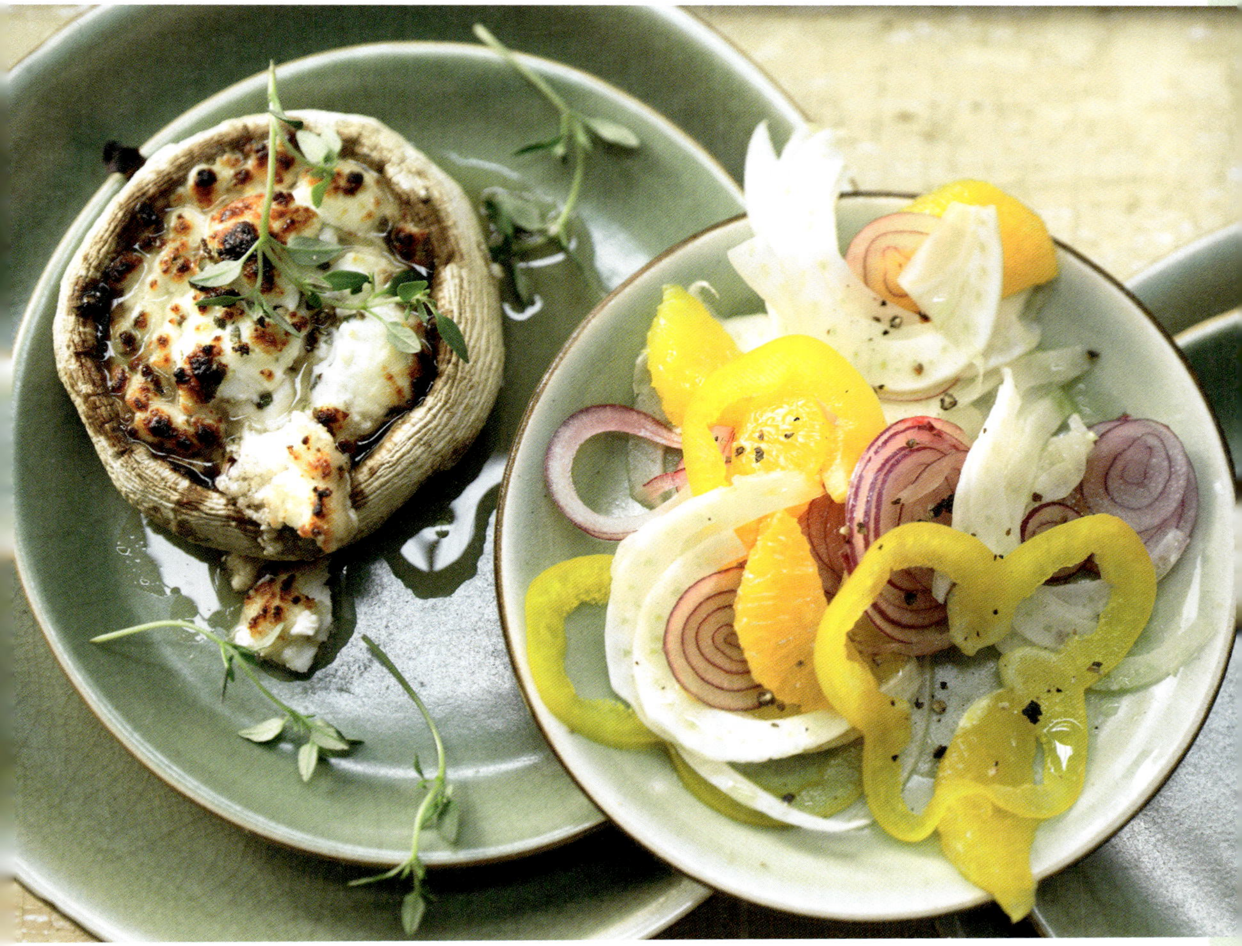

WARUM GESUND

Allein 60 Prozent des täglichen Folsäuresolls servieren Sie mit dieser vitamin- und mineralstoffreichen Mahlzeit. Ernährungsexperten bemängeln die schlechte Versorgung mit Folsäure hierzulande – also greifen Sie zu. Es lohnt sich: Die Pilzköpfe samt knackiger Salatbeilage laufen schier über vor wertvollen Inhaltsstoffen.

INDISCHER GEMÜSE-WÜRZREIS MIT MANGO-CHUTNEY-JOGHURT

Pro Portion: Kilokalorien: 515; Fett: 19 g; gesättigte Fettsäuren: 1,8 g; Protein: 14 g; Kohlenhydrate: 68 g; Zucker: 6 g; Ballaststoffe: 10 g

50 MIN.

Zutaten für 4 Portionen

200 g Basmatireis
1 EL Kurkuma
Salz
50 g Sultaninen
75 g Mandeln
1 Stück Ingwerwurzel (ca. 30 g)
3 Knoblauchzehen
2 Zwiebeln (ca. 125 g)
150 g Blattspinat
2 Zucchini (ca. 500 g)
2 Möhren (ca. 200 g)
3 EL Öl
5 Kardamomkapseln
2 Gewürznelken
8 schwarze Pfefferkörner
1 EL Garam Masala
1 EL gemahlener Koriander
1 TL Kreuzkümmel
250 ml Gemüsebrühe
Pfeffer
5 EL Mango-Chutney (125 g)
300 g Joghurt (0,3 % Fett)

1. Reis kalt abspülen und abtropfen lassen. Reis mit Kurkuma in kochendem Salzwasser 20 Minuten bei kleiner Hitze garen, abgießen und beiseitestellen.
2. Während der Reis kocht, Sultaninen in heißem Wasser einweichen.
3. Mandeln grob hacken. Ingwer schälen und fein reiben. Knoblauch schälen und zerdrücken.
4. Mandeln mit Ingwer und Knoblauch im Mörser zu einer feinen Paste reiben.
5. Zwiebeln schälen und in feine Würfel schneiden. Spinat putzen, gründlich waschen, gut abtropfen lassen und grob hacken.
6. Zucchini waschen, trocken reiben und in 5 mm große Würfel schneiden. Möhren waschen, schälen und in 5 mm dünne Scheiben schneiden.
7. Das Öl in einem Topf erhitzen und die Zwiebeln darin unter Rühren dünsten, bis sie hellbraun sind.
8. Kardamom, Nelken und Pfefferkörner dazugeben und kurz andünsten.
9. Mandelpaste dazugeben und unter Rühren 2 Minuten braten.
10. Möhren, Zucchini, Garam Masala, Koriander und Kreuzkümmel dazugeben, kurz andünsten und die Brühe dazugießen.

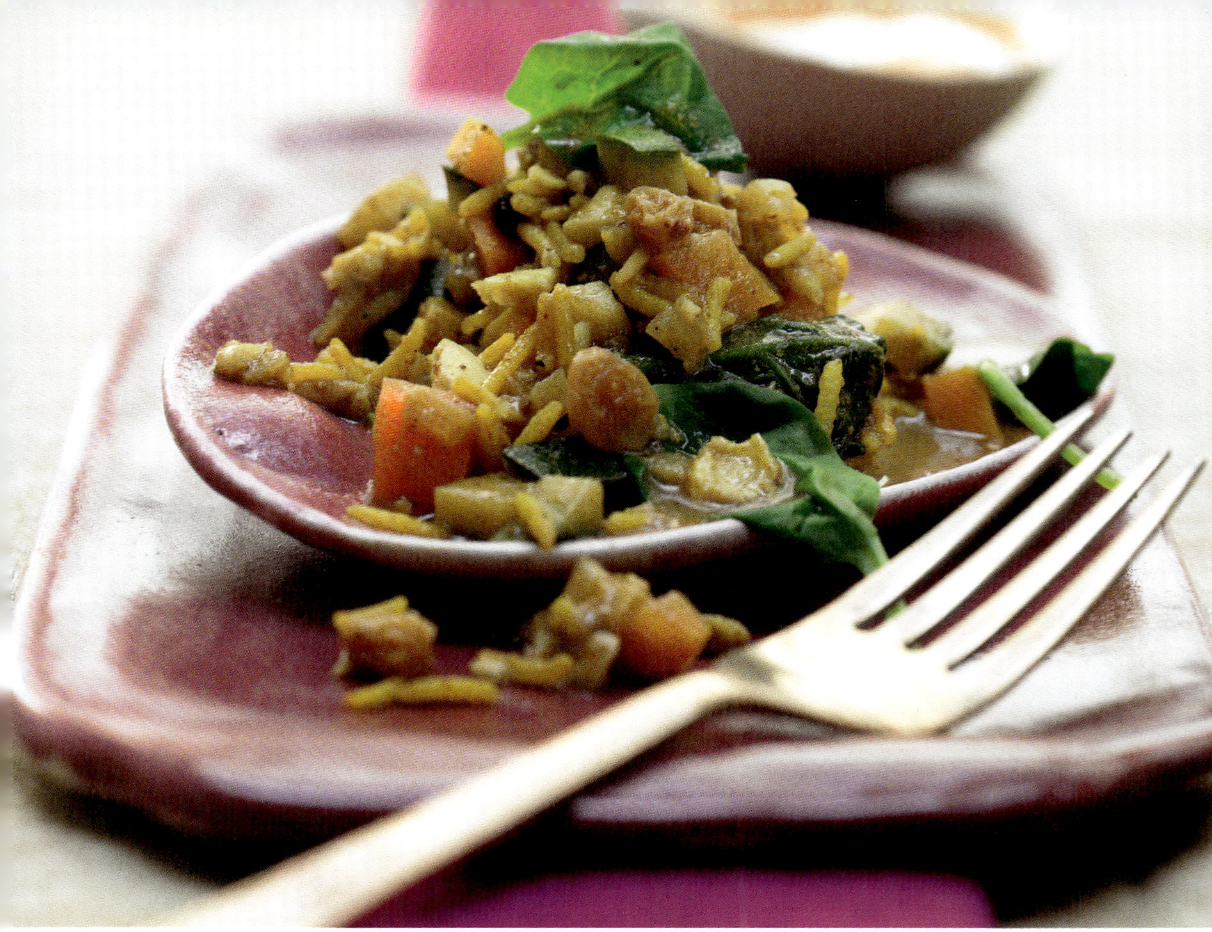

11. Gemüse zugedeckt 2–3 Minuten kochen. Sultaninen ausdrücken, mit Spinat und Reis in den Topf geben und verrühren. Bei mittlerer Hitze 4–5 Minuten zugedeckt kochen, dabei zweimal umrühren. Gemüse-Würzreis mit Salz und Pfeffer abschmecken.
12. Mango-Chutney und Joghurt verrühren und zum Reis servieren.

NOCH SMARTER

Zwar nicht ganz stilecht, aber noch ballaststoffreicher servieren Sie das indische Essen mit Vollkornreis. Die ungeschälte Reisvariante enthält zudem zusätzliche B-Vitamine und Mineralstoffe.

WARUM GESUND

Ein Paradebeispiel gesunder indischer Kochkunst: Die bunte Kombination aus Basmatireis, reichlich Gemüse und vielen Aromen liefert neben vielen sättigenden Ballaststoffen auch eine Extraportion der Zellschutzvitamine A und E.

MAKKARONI MIT GEMÜSE-RAGOUT UND FRISCHER MINZE

Pro Portion: Kilokalorien: 507; Fett: 11 g; gesättigte Fettsäuren: 3,6 g; Protein: 23 g; Kohlenhydrate: 75 g; Zucker: 0 g; Ballaststoffe: 11,5 g

20 MIN.

Zutaten für 4 Portionen

Salz
1 Zwiebel
250 ml Gemüsebrühe
300 g feine grüne Bohnen (Prinzessbohnen; tiefgekühlt)
300 g junge Erbsen (tiefgekühlt)
350 g Nudeln (z. B. Makkaroni)
1 Stück Grana Padano oder Parmesan (50 g)
½ Limette
½ Bund Minze
125 ml Sojacreme
Pfeffer

1. Einen großen Topf mit reichlich Salzwasser zum Kochen aufsetzen. Zwiebel schälen und klein würfeln. Gemüsebrühe in einem zweiten Topf aufkochen. Zwiebel und gefrorene Bohnen hineingeben, erneut aufkochen und 4 Minuten leicht kochen lassen.
2. Gefrorene Erbsen unterrühren, wieder aufkochen lassen und alles noch etwa 3 Minuten kochen: Das Gemüse soll gar, aber noch leicht bissfest sein. Nudeln in das kochende Salzwasser geben und nach Packungsanleitung ebenfalls bissfest garen.
3. Den Käse fein reiben und die Limettenhälfte auspressen. Minze waschen und trocken schütteln. Blättchen abzupfen, einige zum Garnieren beiseitelegen und den Rest fein hacken.
4. Käse und Sojacreme zum Gemüse geben und alles 1 Minute erhitzen. Gehackte Minze unterrühren. Nudeln abgießen und abtropfen lassen. Ragout mit 2–3 EL Limettensaft, Salz und Pfeffer abschmecken. Mit übrigen Minzblättchen bestreuen und mit den Nudeln servieren.

WARUM GESUND

An sättigenden Ballaststoffen fehlt es hier nicht: Eine Portion des Pasta-Gerichts liefert etwa ein Drittel der täglich empfohlenen Menge. Und dank der Bohnen und Erbsen plus Käse und Sojacreme kann sich auch der Eiweißgehalt sehen lassen.

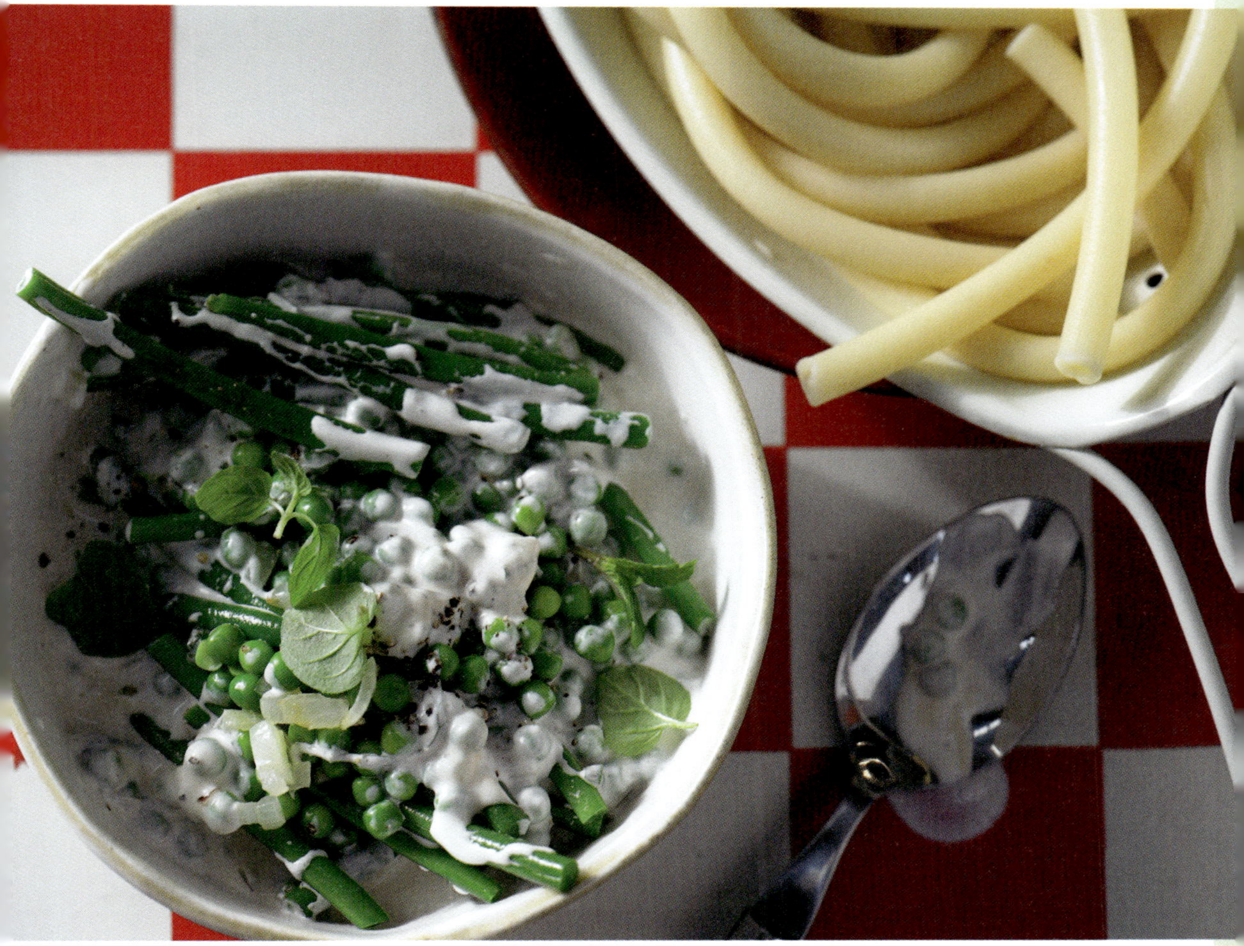

NOCH SMARTER

Sollen es noch mehr Ballaststoffe sein? Kein Problem: Kochen Sie einfach Vollkornnudeln statt der herkömmlichen Makkaroni; dann etwas mehr Garzeit einplanen!

PESTO-NUDELSALAT MIT GEGRILLTEN TOMATEN UND MOZZARELLA

Pro Portion: Kilokalorien: 505; Fett: 21 g; gesättigte Fettsäuren: 7,5 g; Protein: 20 g; Kohlenhydrate: 55 g; Zucker: 0 g; Ballaststoffe: 6,5 g

30 MIN.

Zutaten für 6 Portionen

400 g Penne
Salz
50 g Sultaninen
50 g Pinienkerne
2 rote Zwiebeln
50 g grüne oder schwarze Oliven (ohne Stein)
4 EL leichtes Pesto
2 EL Olivenöl
2 EL Rotweinessig
Pfeffer
24 Kirschtomaten
250 g Mozzarella
4 Stiele Basilikum

1. Nudeln nach Packungsanleitung in reichlich Salzwasser bissfest kochen.
2. Während die Nudeln kochen, Sultaninen in etwas warmem Wasser einweichen.
3. Pinienkerne in einer Pfanne ohne Fett hellbraun rösten und auf einem Teller abkühlen lassen.
4. Zwiebeln schälen und in sehr feine Ringe hobeln.
5. Oliven hacken. Eingeweichte Sultaninen ausdrücken. Die Nudeln in einem Sieb abgießen und kurz kalt abschrecken.
6. Alle vorbereiteten Zutaten mit Pesto, Olivenöl, Rotweinessig, Salz und Pfeffer mischen.
7. Eine Grillpfanne erhitzen. Kirschtomaten waschen, trocken tupfen und in der Pfanne bei sehr starker Hitze rundherum leicht grillen.
8. Mozzarella abtropfen lassen und in Würfel schneiden. Basilikum waschen, trocken schütteln, Blätter abzupfen und grob hacken. Den Salat in Portionsschalen geben, Tomaten, Mozzarellawürfel und Basilikum darüber verteilen.

WARUM GESUND

Sie bilden immer eine gute Allianz: Pasta, Tomaten, Mozzarella, Pinienkerne und Kräuter. Der dadurch voller Vitalstoffe steckende vegetarische Salat wirkt sich positiv auf Herz und Gefäße, Blutdruck, Cholesterinspiegel sowie Muskeln und Knochen aus und ist ideal bei Stress.

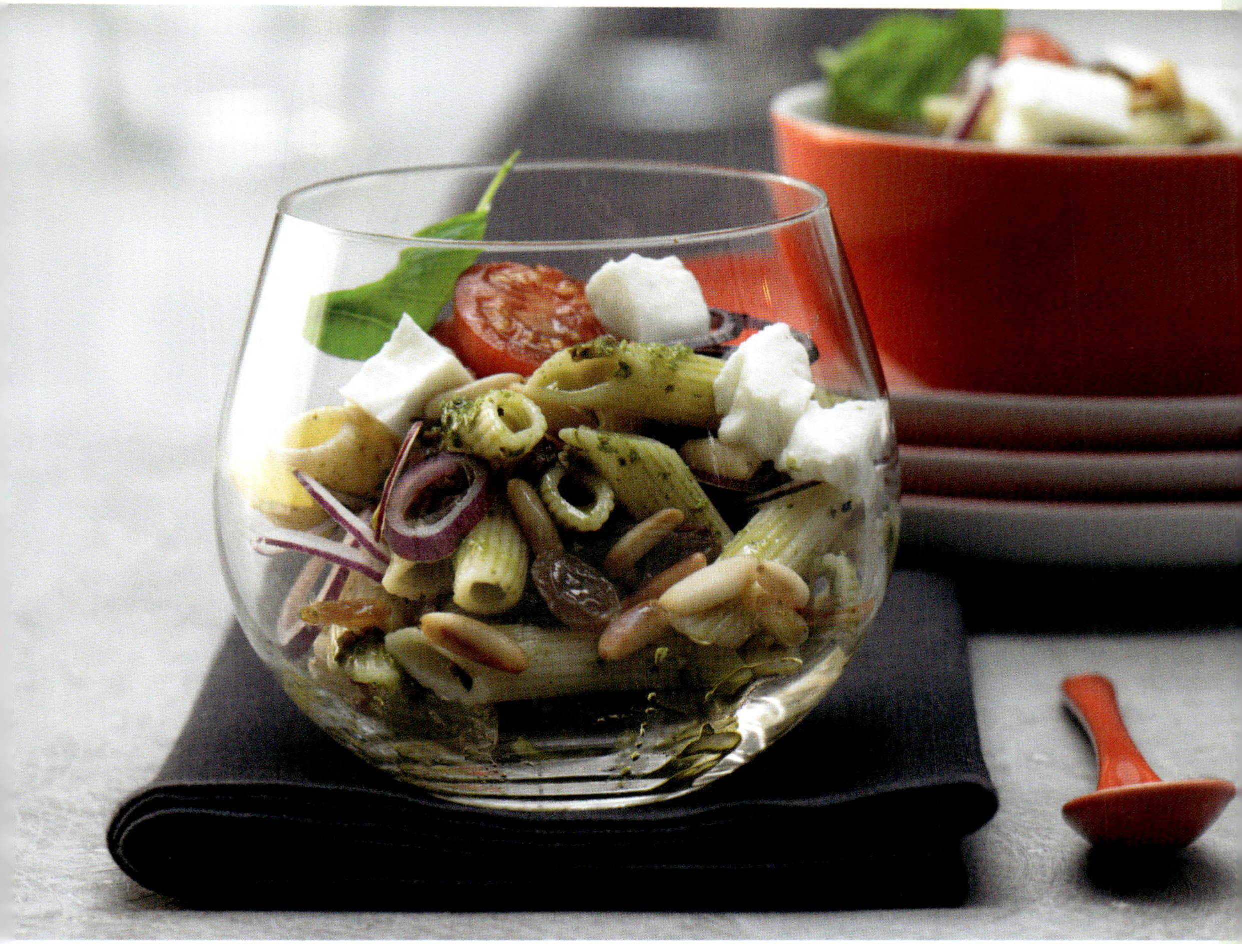

NOCH SMARTER

Wenn Sie den Salat mit Vollkornnudeln zubereiten, erhalten Sie außerdem wertvolle Ballaststoffe für Verdauung und Darm.

OFEN-SÜSSKARTOFFELN MIT BUNTEN DIPS

Pro Portion: Kilokalorien: 505; Fett: 3 g; gesättigte Fettsäuren: 1 g; Protein: 22 g; Kohlenhydrate: 94 g; Zucker: 0 g; Ballaststoffe: 12,5 g

1 STD.

Zutaten für 4 Portionen

4 große Süßkartoffeln (à 400 g)
1 große Knoblauchzehe
½ Zitrone
450 g Magerquark
Salz
1 TL Pfeffer
1 Tomate
1 Mini-Salatgurke (100 g)
1 Frühlingszwiebel
1 Bund Basilikum
1 kleine gelbe Paprikaschote (100 g)
1 EL Harissa
1 EL scharfes (Madras-) Currypulver

1. Süßkartoffeln gründlich waschen und tropfnass in Alufolie wickeln. Im vorgeheizten Backofen bei 220 °C (Umluft 200 °C, Gas: Stufe 3–4) etwa 55 Minuten garen.
2. Inzwischen Knoblauch schälen und durch eine Knoblauchpresse in eine Schüssel drücken.
3. Die halbe Zitrone auspressen und 2 EL Saft abmessen. Quark und Zitronensaft in die Schüssel geben und mit dem Knoblauch glattrühren.
4. Leicht salzen und pfeffern, in 3 gleich große Portionen aufteilen und in 3 kleine Schüsseln umfüllen.
5. Die Tomate waschen, vierteln und dabei den Stielansatz entfernen. Tomatenviertel entkernen und sehr fein würfeln.
6. Die Gurke schälen und längs halbieren. Mit einem Teelöffel entkernen und dann in etwa 5 mm große Würfel schneiden.
7. Frühlingszwiebel waschen, putzen und in sehr feine Ringe schneiden.
8. Basilikum waschen, trocken schütteln, Blättchen abzupfen und in Streifen schneiden.
9. Paprikaschote vierteln, entkernen, waschen und in etwa 5 mm große Würfel schneiden.
10. Tomaten und Harissa unter eine der drei Portionen Quark rühren; Gurke, Frühlingszwiebel und Basilikum unter die zweite rühren; Paprikawürfel mit dem Currypulver unter die restliche Quarkportion mischen.
11. Die Kartoffeln aus dem Ofen nehmen, aus der Folie wickeln und jeweils der Länge nach halbieren. Auf Teller geben und mit den Dips servieren.

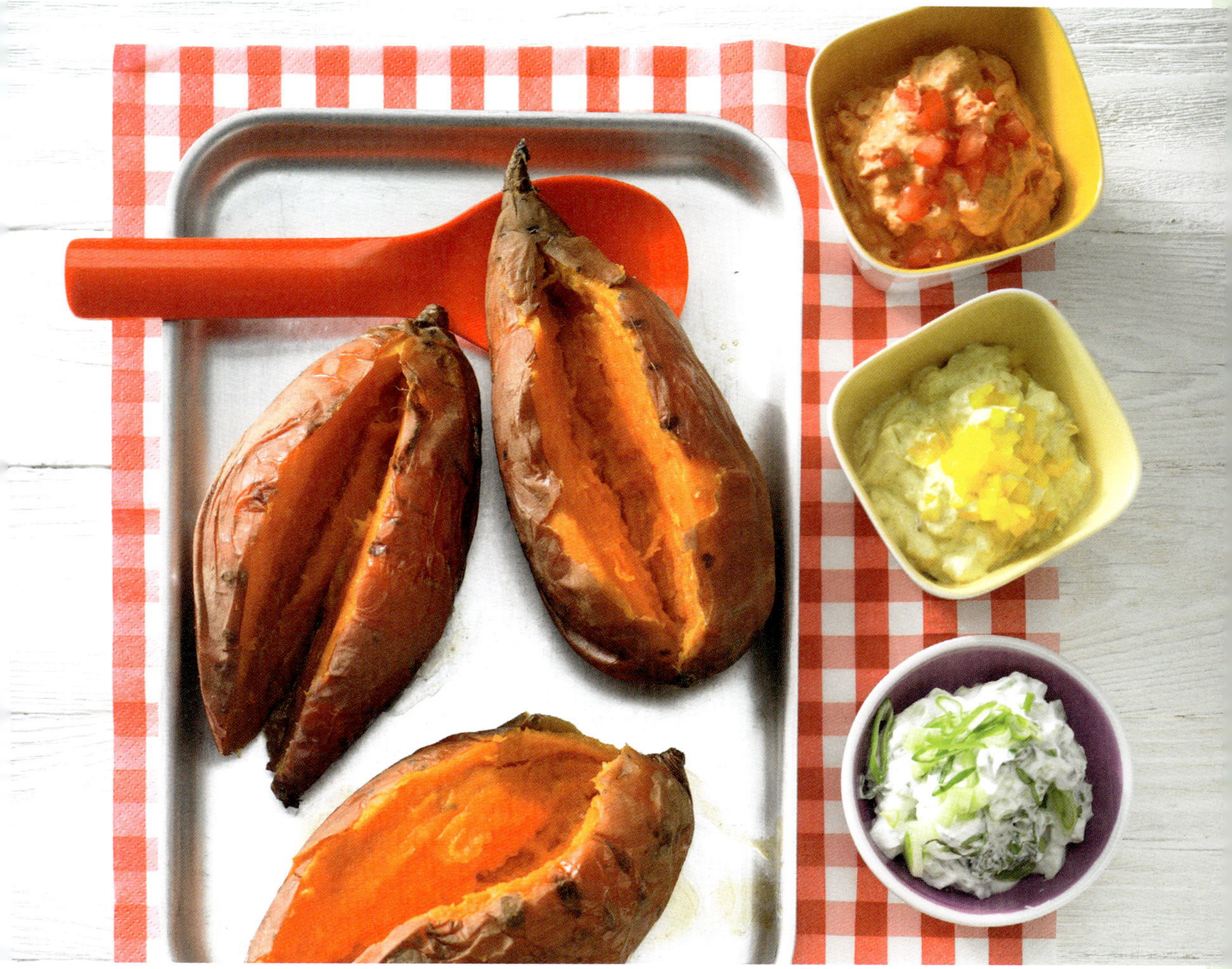

WARUM GESUND

Die Kombi aus Kartoffeln und Quark punktet mit einer dicken Portion pflanzlichem Protein; reichlich Gemüse sorgt für beachtliche Mengen an Provitamin A, Vitamin C und E. Das nützt besonders Haut, Augen und Schleimhäuten sowie den Abwehrkräften.

BULGUR-AVOCADO-SALAT MIT MINZE UND SCHAFSKÄSE

Pro Portion: Kilokalorien: 514; Fett: 27 g; gesättigte Fettsäuren: 6 g; Protein: 17 g; Kohlenhydrate: 48 g; Zucker: 2 g; Ballaststoffe: 11 g

15 MIN.

Zutaten für 2 Portionen

200 ml Gemüsebrühe
100 g Bulgur
1 rote Paprikaschote (ca. 200 g)
3 Frühlingszwiebeln
½ Bund Minze
1 Zitrone
1 kleine Avocado (ca. 140 g)
2 EL Olivenöl
½ TL flüssiger Honig
½ TL gemahlener Kreuzkümmel
Salz
Pfeffer
100 g fettreduzierter Schafskäse

1. Gemüsebrühe aufkochen, den Bulgur hineingeben und zugedeckt bei kleiner Hitze 5 Minuten köcheln lassen. Herdplatte ausschalten und den Bulgur weitere 5–10 Minuten ausquellen lassen.
2. Inzwischen die Paprikaschote vierteln, entkernen, waschen und in Streifen schneiden.
3. Frühlingszwiebeln putzen, waschen und in feine Ringe schneiden.
4. Minze waschen, trocken schütteln, die Blättchen abzupfen und in Streifen schneiden. Zitrone halbieren und den Saft auspressen.
5. Avocado halbieren, den Kern entfernen. Avocado schälen und das Fruchtfleisch würfeln.
6. Avocadofruchtfleisch in eine Salatschüssel geben und sofort mit 1 EL Zitronensaft vermischen, damit es nicht braun wird. Bulgur, Paprika, Minze und Frühlingszwiebeln hinzugeben.
7. Restlichen Zitronensaft, Olivenöl, Honig, Kreuzkümmel, Salz und Pfeffer in einer kleinen Schüssel verquirlen. Über die vorbereiteten Zutaten geben und alles vermischen. Mit Salz und Pfeffer abschmecken.
8. Salat auf zwei Teller verteilen. Schafskäse mit einer Gabel zerbröckeln und darüberstreuen.

WARUM GESUND

Hier tanken Sie eine Mischung aus wichtigen Mineralstoffen (Kalium, Kalzium, Magnesium) und dem Spurenelement Eisen, die jeweils zu 30 Prozent des Tagesbedarfs enthalten sind. Die Aufnahme und Verwertung des pflanzlichen Eisens wird dabei durch das zu fast 150 Prozent des Tagesbedarfs vorhandene Vitamin C gefördert.

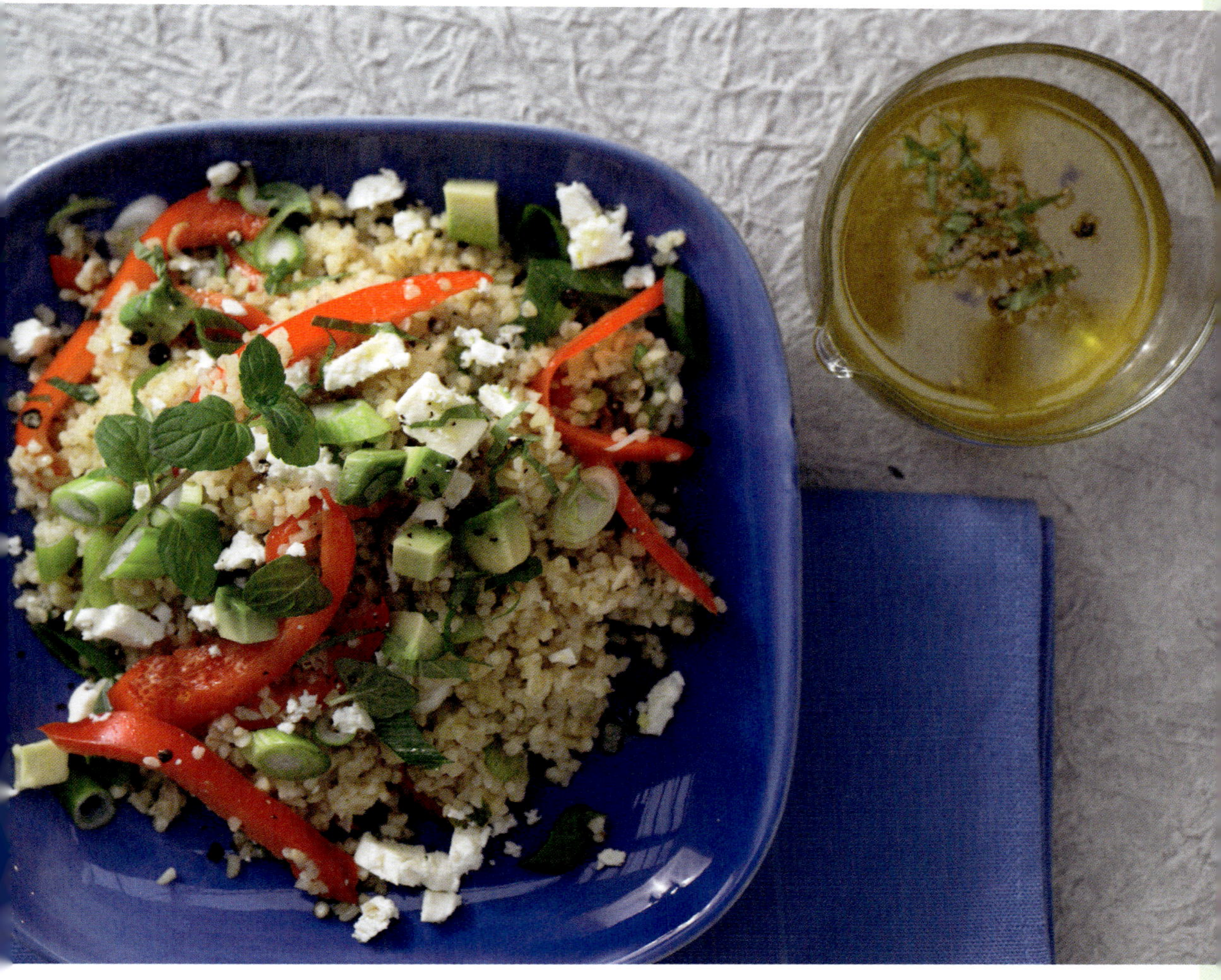

NOCH SMARTER

Variante für Liebhaber von Fisch und Meeresfrüchten: Geben Sie ein paar Krabben anstelle des Schafskäses über den Salat.

ZUCCHINI-PILZ-PASTA MIT MINZE

Pro Portion: Kilokalorien: 512; Fett: 13 g; gesättigte Fettsäuren: 2,5 g; Protein: 19 g; Kohlenhydrate: 76 g; Zucker: 0 g; Ballaststoffe: 8,5 g

40 MIN.

Zutaten für 4 Portionen

2 Zucchini (ca. 500 g)
1 Aubergine (ca. 300 g)
200 g Kräuterseitlinge
1 Stück Parmesankäse (ca. 20 g)
1 Knoblauchzehe
1 Bund Petersilie
4 Stiele Minze
400 g Muschelnudeln (Conchiglie)
Salz
2 EL Rapsöl
1 TL getrockneter Oregano
Pfeffer
2 EL Olivenöl (beste Qualität)

1. Zucchini und Aubergine putzen, waschen, trocken reiben und in etwa 5 mm dicke Scheiben schneiden.
2. Kräuterseitlinge putzen und in dünne Scheiben schneiden. Parmesan fein reiben, beiseitestellen.
3. Knoblauch schälen und fein hacken. Die frischen Kräuter waschen, trocken schütteln, die Blätter abzupfen und fein hacken.
4. Die Nudeln nach Packungsanleitung in reichlich kochendem Salzwasser bissfest garen.
5. Inzwischen das Rapsöl in einer beschichteten Pfanne erhitzen. Zucchini, Auberginen und Pilze darin bei starker Hitze 2–3 Minuten anbraten.
6. Knoblauch und Oregano hinzugeben und mit Salz und Pfeffer würzen. Bei kleiner Hitze weitere 3–4 Minuten unter Rühren garen. Frische Kräuter unterheben.
7. Nudeln in einem Sieb abgießen, dabei 100 ml Nudelwasser auffangen. Nudelwasser zum Gemüse geben und etwas einkochen lassen.
8. Nudeln und Zucchini-Pilz-Gemüse mit Olivenöl in einer vorgewärmten Schüssel mischen. Mit Salz und Pfeffer abschmecken und mit Parmesan bestreuen.

WARUM GESUND

Wer auf der Suche nach einem fettarmen Sattmacherrezept ist, liegt hier genau richtig. Weniger sparsam zeigt sich das lakto-vegetabile Pasta-Gericht bei den Mineralstoffen: Eine Portion enthält knapp ein Drittel des Tagesbedarfs an Kalium, Magnesium und Zink. Vor allem Magnesium und Kalium wirken sich günstig auf den Herzrhythmus aus.

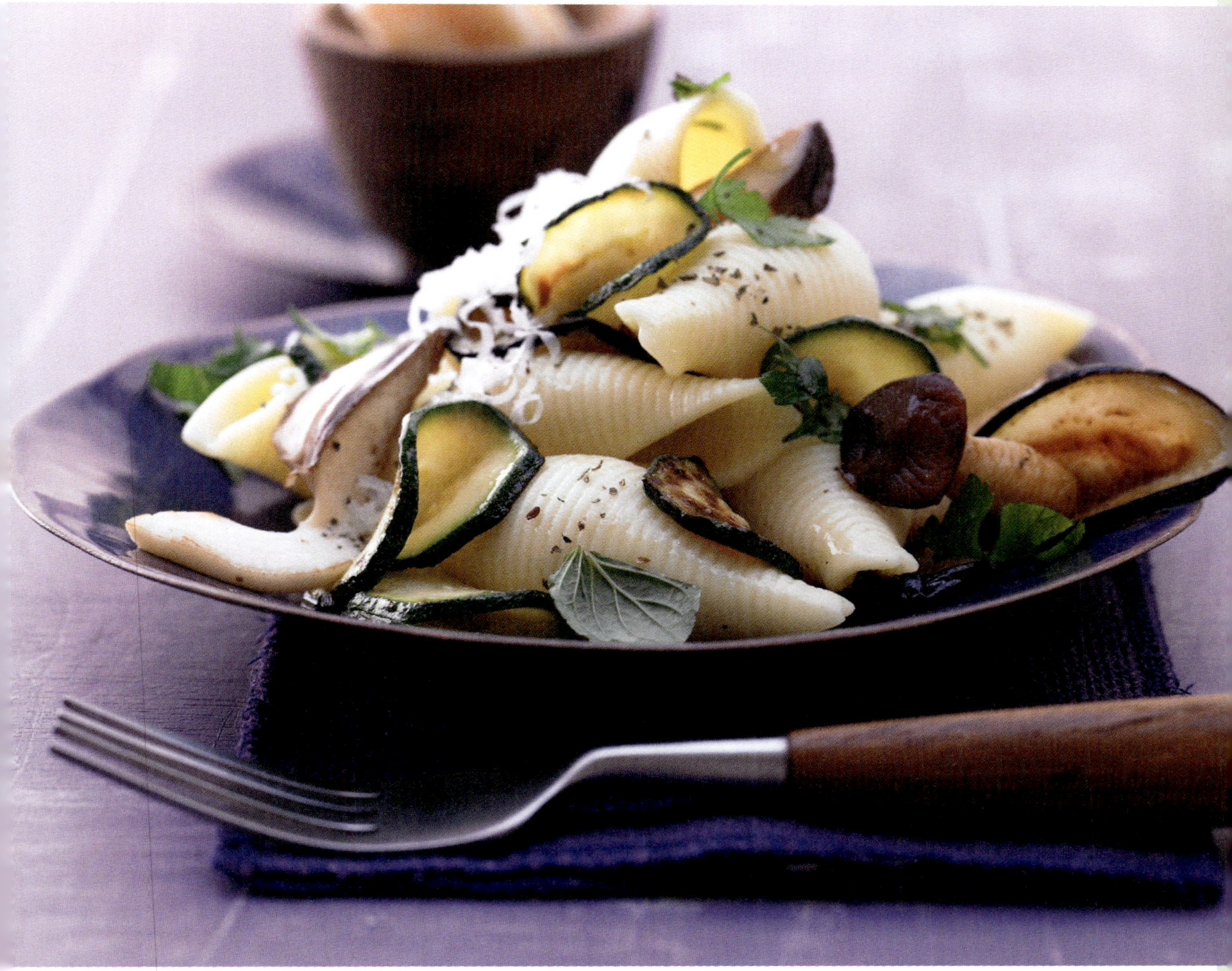

NOCH SMARTER

Kräuterseitlinge erinnern mit ihrem nussartigen Geschmack ein wenig an Steinpilze, sind allerdings deutlich preiswerter, aber dennoch nicht ganz billig. Günstigere Alternative: Austern- oder Shiitakepilze.

TOFU-BURGER MIT INGWERCREME UND KÜRBISKOMPOTT

Pro Portion: Kilokalorien: 502; Fett: 25 g; gesättigte Fettsäuren: 4,9 g; Protein: 26 g; Kohlenhydrate: 39 g; Zucker: 8 g; Ballaststoffe: 6,5 g

30 MIN.

Zutaten für 2 Portionen

1 Stück Kürbis (ca. 200 g; z. B. gelber Zentner)
2 Frühlingszwiebeln
1 Knoblauchzehe
1 ½ EL Olivenöl
2 EL Ahornsirup
1 EL Weißweinessig
1 kleine getrocknete Chilischote
Salz
Pfeffer
1 Stück Ingwer (ca. 20 g)
2 EL Joghurt-Salatcreme
1 kleine Tomate
2 große Salatblätter (z. B. Lollo bionda)
2 Vollkorn-Hamburgerbrötchen
250 g Tofu
2 TL Sesam

1. Kürbis schälen und gegebenenfalls die Kerne entfernen. Kürbisfleisch in 5 mm große Würfel schneiden.
2. Frühlingszwiebeln putzen, waschen und fein schneiden. Knoblauch schälen und hacken.
3. 1 EL Öl in einer Pfanne erhitzen, Zwiebelstücke und Knoblauch darin 3 Minuten farblos andünsten.
4. Ahornsirup dazugeben und sofort den Essig einrühren.
5. Kürbiswürfel hineingeben, Chilischote hineinbröseln und etwas Wasser dazugeben. Zugedeckt bei mittlerer Hitze in ca. 12 Minuten leicht bissfest garen (wenn nötig, während der Garzeit etwas Wasser dazugeben). Mit Salz und Pfeffer würzen und beiseitestellen.
6. Ingwer schälen, fein reiben und mit der Salatcreme verrühren.
7. Tomate waschen, trocken reiben und den Stielansatz keilförmig herausschneiden. Tomate in Scheiben schneiden. Salatblätter waschen und trocken schütteln.
8. Hamburgerbrötchen halbieren und im Toaster oder unter dem heißen Ofengrill leicht bräunen.
9. Tofu in 1 cm dicke Scheiben schneiden. In einer leicht geölten Grillpfanne von jeder Seite 1–2 Minuten grillen.
10. Salat, Tomatenscheiben, Kürbiskompott und Ingwercreme auf die unteren Hälften der Brötchen geben.
11. Tofuscheiben und Brötchenoberhälften darauflegen. Mit Sesam bestreut servieren.

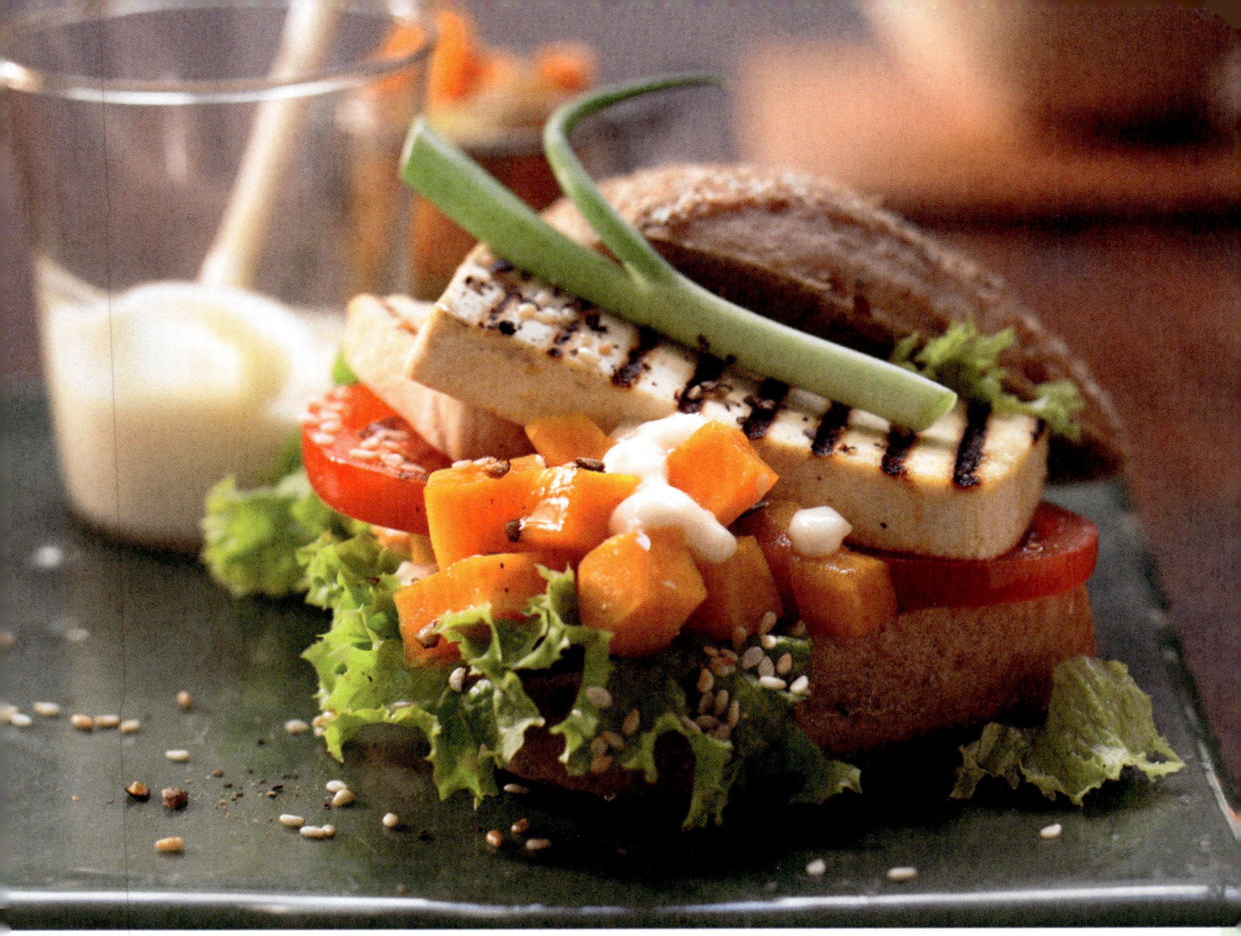

WARUM GESUND

Besser als aus jeder Burger-Bude: Der Tofu bringt hochwertiges Eiweiß aufs Brötchen; außerdem stecken noch wertvolle Mineralstoffe darin. Allen voran: Kalzium für gesunde Knochen, Magnesium für gute Herzleistung und Eisen für frisches Blut.

NOCH SMARTER

Bis ins Frühjahr hinein gibt es den extrem haltbaren Kürbis frisch zu kaufen. Danach oder wenn Sie es weniger aufwendig mögen: Einfach eingelegten Kürbis nehmen!

GRÜNE GEMÜSE-PASTA MIT SPINAT, SPARGEL UND ERBSEN

Pro Portion: Kilokalorien: 509; Fett: 16 g; gesättigte Fettsäuren: 7 g; Protein: 21 g; Kohlenhydrate: 67 g; Zucker: 0 g; Ballaststoffe: 8 g

35 MIN.

Zutaten für 4 Portionen

125 g Blattspinat (tiefgekühlt)
1 Knoblauchzehe
3 Schalotten
200 g grüner Spargel
3 Stiele Minze
80 g Parmesankäse am Stück
350 g schmale Bandnudeln (z. B. Tagliatelle)
Salz
2 EL Olivenöl
125 g Erbsen (tiefgekühlt)
80 ml Kochsahne (15 % Fett)
Pfeffer

1. Spinat nach Packungsanleitung auftauen, dann leicht ausdrücken und fein hacken.
2. Während der Spinat auftaut, Knoblauch und Schalotten schälen und fein würfeln. Spargel waschen, im unteren Drittel dünn schälen und die holzigen Enden entfernen. Spargel schräg in etwa 3 cm lange Stücke schneiden.
3. Minze waschen, trocken schütteln, Blätter abzupfen und mit einem großen Messer grob hacken. Den Parmesan fein reiben. Die Nudeln nach Packungsanleitung in reichlich kochendem Salzwasser bissfest garen.
4. Inzwischen Öl in einem Topf erhitzen. Knoblauch und Schalotten darin glasig dünsten.
5. Spargelstücke, gehackten Spinat und Erbsen hinzugeben und 1–2 Minuten mitdünsten. Sahne dazugießen, mit Salz und Pfeffer würzen und 3–4 Minuten bei mittlerer Hitze kochen lassen.
6. Nudeln in einem Sieb abgießen, dabei 75 ml Nudelwasser auffangen und beides mit dem Gemüse in einer großen Schüssel mischen. Mit Parmesan und Minze bestreuen und servieren.

WARUM GESUND

Das leichte Nudelgericht ist der italienischen »Pasta alla primavera« nachempfunden und bringt jede Menge Vitamine auf den Teller – und viel Eiweiß, was nicht nur den Nudeln zu verdanken ist: Der Parmesan trägt ebenfalls dazu bei.

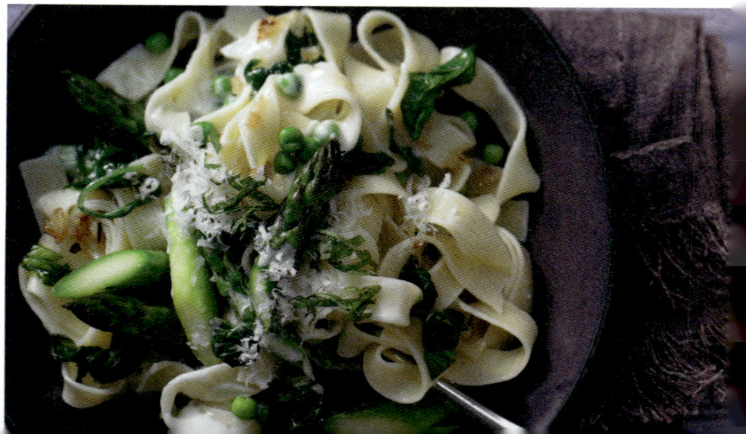

EIER IN KRÄUTERSOSSE MIT SALAT

Pro Portion: Kilokalorien: 498; Fett: 31 g; gesättigte Fettsäuren: 9,8 g; Protein: 21,8 g; Kohlenhydrate: 32,6 g; Zucker: 0 g; Ballaststoffe: 3,9 g

40 MIN.

Zutaten für 4 Portionen

800 g kleine neue Kartoffeln
8 Eier
100 g Feldsalat
1 Bund Schnittlauch
½ Bund Petersilie
250 g Quark
100 g Joghurt (1,5 % Fett)
1 EL Mayonnaise
1 EL saure Sahne
Salz
1–2 TL abgeriebene Bio-Zitronenschale
Pfeffer aus der Mühle
2 EL Butter
Saft von ½ Zitrone
3 EL Olivenöl

1. Kartoffeln waschen und ca. 20 Minuten gar dämpfen.
2. Eier hart kochen, abschrecken, schälen und halbieren.
3. Salat putzen, waschen und gut trocken schleudern.
4. Die Kräuter waschen und gut trocken schütteln. Schnittlauch in Röllchen schneiden, Petersilie fein hacken.
5. Quark mit Joghurt, Mayonnaise und saurer Sahne verrühren.
6. Die Kräuter bis auf 2 Esslöffel (zum Garnieren) unterrühren. Mit Salz, Zitronenabrieb und Pfeffer abschmecken.
7. Kartoffeln abgießen, kalt abschrecken, pellen und in heißer Butter schwenken. Zusammen mit den Eiern und Salat auf Tellern anrichten.
8. Die Kräutersoße über Eier und Kartoffeln geben. Restliche Kräuter mit Zitronensaft und Olivenöl verrühren. Über den Salat träufeln und servieren.

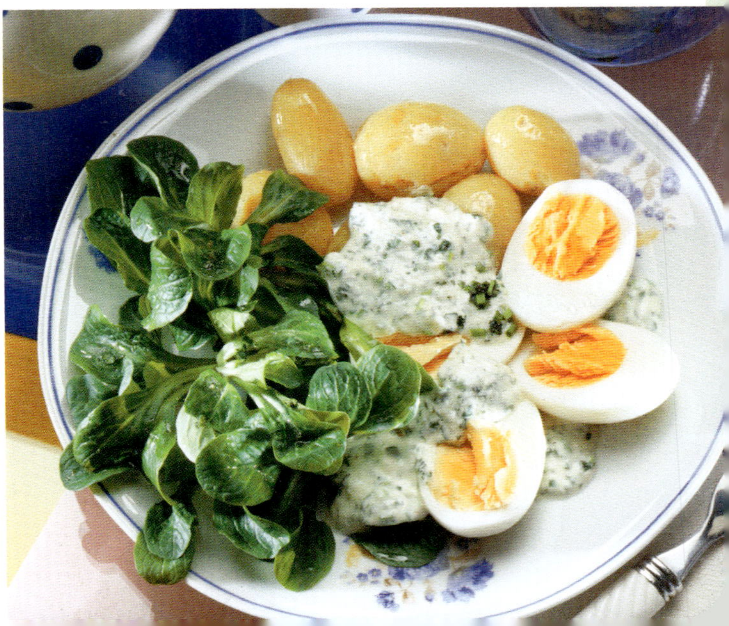

SÜSSKARTOFFELPUFFER AUF LÖWENZAHN MIT GERÖSTETEN HASELNÜSSEN

Pro Portion: Kilokalorien: 516; Fett: 22 g; gesättigte Fettsäuren: 2,8 g; Protein: 11 g; Kohlenhydrate: 65 g; Zucker: 4 g; Ballaststoffe: 9 g

50 MIN.

Zutaten für 2 Portionen

- 100 g junger Löwenzahn
- 1 rote Zwiebel
- 400 g orangefarbene Süßkartoffeln
- 2 EL Weizenmehl
- Salz
- 2 Eier
- 2 EL Rapsöl
- 3 EL Balsamessig
- Pfeffer
- 2 TL Honig
- 1 EL Haselnussöl
- 2 EL gehobelte Haselnüsse

1. Löwenzahn waschen, trocken schleudern, putzen und in etwa 4 cm lange Stücke schneiden.
2. Zwiebel schälen und in sehr feine Streifen schneiden. Süßkartoffel schälen, grob raspeln und mit Zwiebel, Mehl und etwas Salz mischen.
3. Eier trennen. Eiweiß steifschlagen und unter die Kartoffelmischung heben. (Das Eigelb anderweitig verwenden.)
4. Aus der Hälfte der Kartoffelmasse in einer beschichteten Pfanne 6 Puffer braten. Dafür 1 EL Öl in der Pfanne erhitzen, mit einem Esslöffel 6 Portionen Teig hineingeben, flachdrücken und bei mittlerer Hitze von jeder Seite etwa 3 Minuten braten.
5. Fertige Puffer auf Küchenpapier abtropfen lassen. Auf ein mit Backpapier belegtes Backblech legen und im vorgeheizten Backofen bei 100 °C (Umluft 80 °C, Gas: Stufe 1) warm halten. Aus der restlichen Kartoffelmasse im übrigen Öl 6 weitere Puffer braten.
6. Inzwischen für die Salatsoße Balsamessig, 1 EL Wasser, Salz, Pfeffer, Honig und Haselnussöl verquirlen und abschmecken.
7. Haselnüsse in einer kleinen Pfanne goldbraun rösten, auf einen Teller geben und etwas abkühlen lassen.
8. Löwenzahn mit der Salatsoße mischen, auf Teller verteilen und mit den gerösteten Haselnüssen bestreuen. Süßkartoffelpuffer auf dem Salat anrichten.

NOCH SMARTER

Besonders herzhaft und zudem noch ein bisschen ballaststoffreicher geraten die Puffer mit Vollkornmehl.

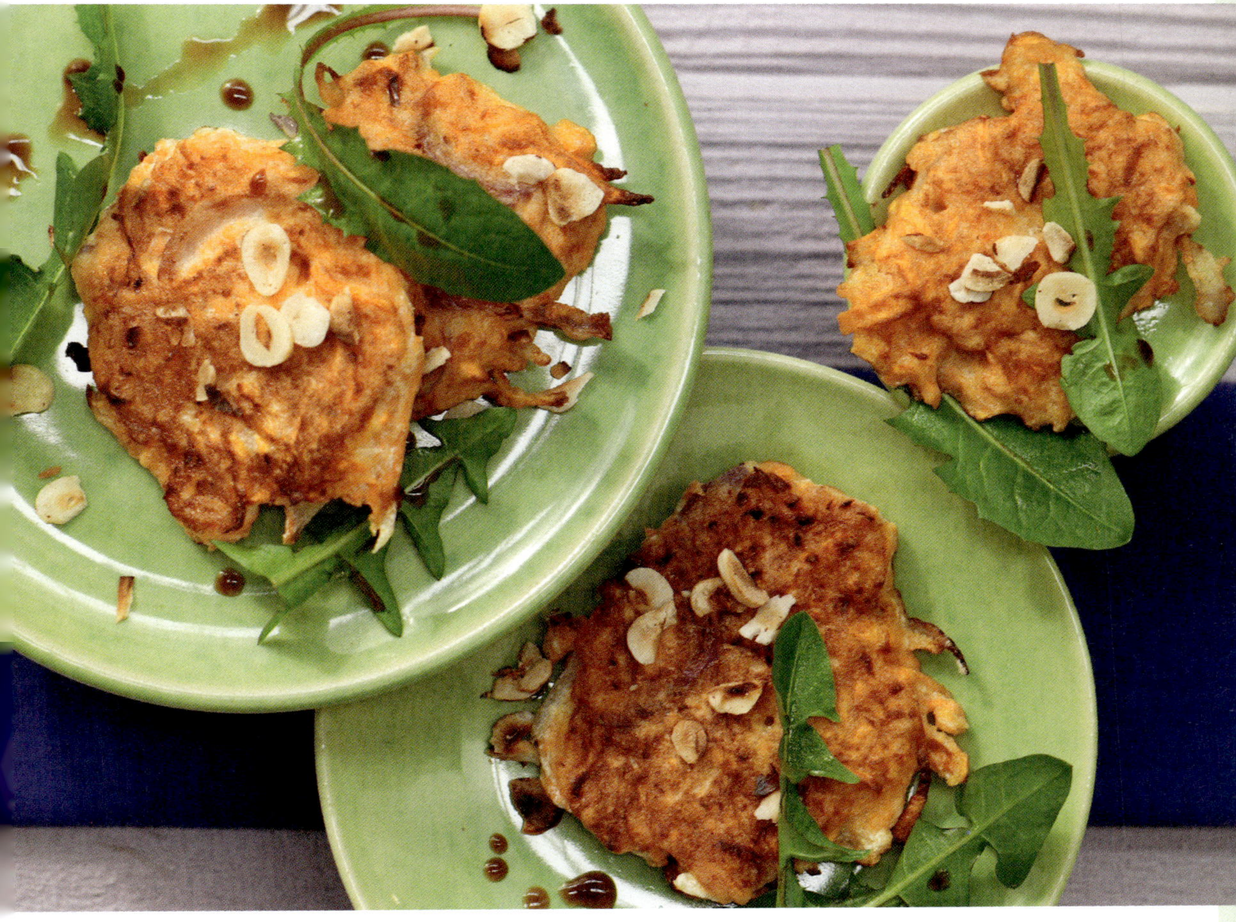

WARUM GESUND

Hier läuft das Zellschutzvitamin-Trio ACE zur Hochform auf. Die Kombination aus karotinreicher Süßkartoffel, Vitamin-C-haltigem Löwenzahn und Vitamin E aus Nüssen und hochwertigen Pflanzenölen lässt freien Radikalen (= schädliche Stoffwechselprodukte) kaum eine Chance.

BULGUR-GEMÜSE-PILAW MIT BORLOTTO-BOHNEN

Pro Portion: Kilokalorien: 480; Fett: 12 g; gesättigte Fettsäuren: 1,8 g; Protein: 17 g; Kohlenhydrate: 73 g; Zucker: 0 g; Ballaststoffe: 20,5 g

45 MIN.

Zutaten für 2 Portionen

3 vollreife Tomaten
1 Stange Staudensellerie (ca. 50 g)
1 kleine Möhre (ca. 50 g)
1 gelbe Paprikaschote
2 Zwiebeln
2 EL Olivenöl
1 Dose Borlotto-Bohnen (Einwaage 425 g)
150 g Bulgur
1 EL Paprikapulver (rosenscharf)
325 ml Gemüsebrühe
3 Stiele Petersilie
Salz
Pfeffer

1. Tomaten waschen, die Stielansätze keilförmig herausschneiden. Tomaten vierteln, entkernen und grob hacken.
2. Selleriestange putzen, waschen, entfädeln. Möhre schälen. Paprikaschote vierteln, entkernen, waschen. Zwiebeln schälen. Gemüse und Zwiebeln in feine Würfel schneiden.
3. Das Öl in einem Topf erhitzen. Die Gemüse- und Zwiebelwürfel darin bei mittlerer Hitze 3 Minuten andünsten.
4. Inzwischen die Bohnen in ein Sieb geben, mit kaltem Wasser abspülen und gut abtropfen lassen.
5. Bulgur zum Gemüse in den Topf geben und unter Rühren 2 Minuten andünsten.
6. Paprikapulver, Bohnen und Tomaten dazugeben.
7. Mit der Gemüsebrühe auffüllen und unter Rühren kurz aufkochen. Bulgur zugedeckt bei kleinster Hitze etwa 20 Minuten quellen lassen.
8. Inzwischen die Petersilie waschen, trocken schütteln und die Blätter grob hacken.
9. Bulgur-Gemüse-Pilaw am Ende der Garzeit mit einer Gabel etwas auflockern. Petersilie untermischen und den Pilaw mit Salz und Pfeffer abschmecken.

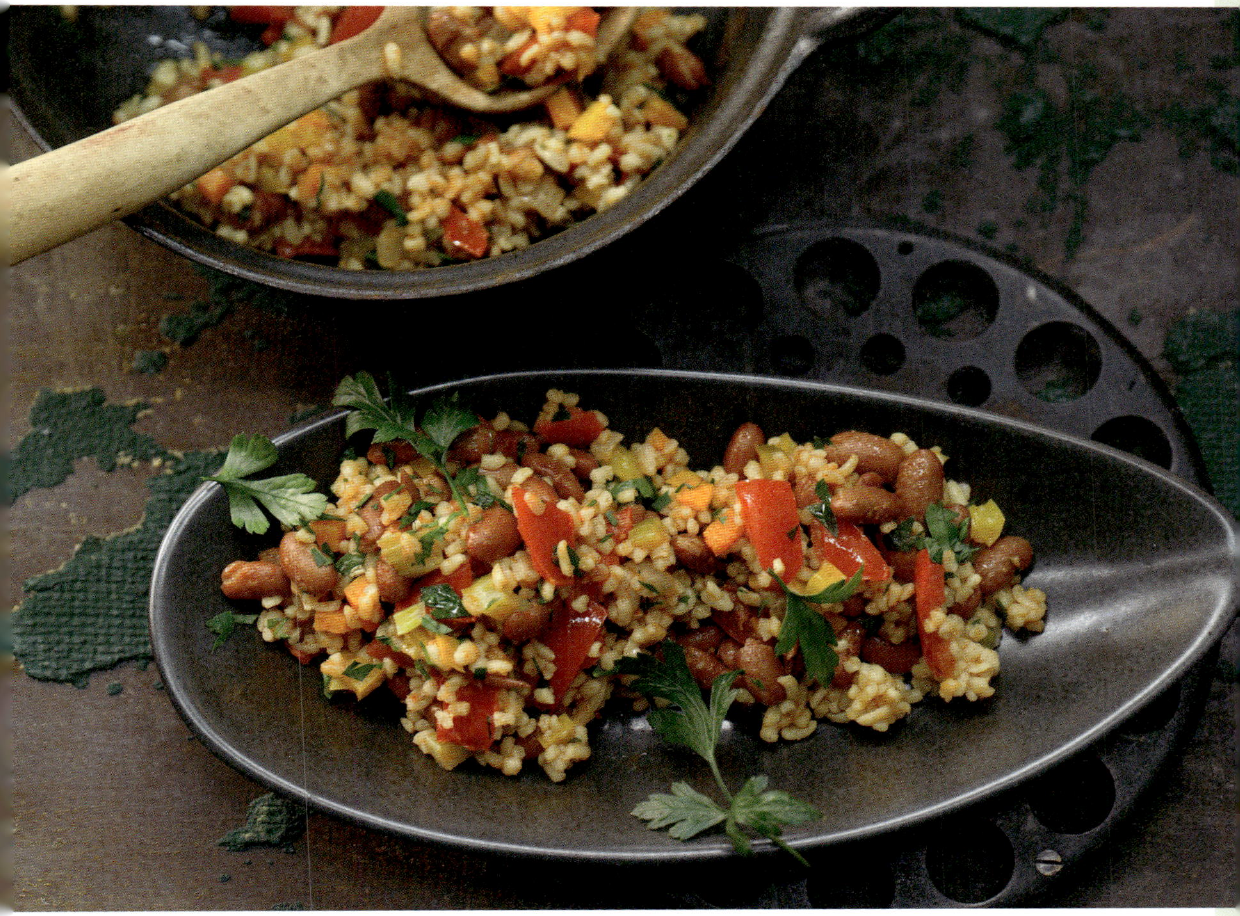

WARUM GESUND

Der Pilaw besteht aus reichlich Kohlenhydraten, dem wichtigsten Treibstoff für uns. Er liefert die Energie für alle Körperaktivitäten, Muskeln und das Gehirn. Außerdem regulieren Kohlenhydrate den Eiweiß- und Fettstoffwechsel und halten, wenn sie so komplex vorliegen wie hier, den Blutzuckerspiegel stabil.

KÜRBIS-CHAMPIGNON-REIS MIT PREISELBEER-DIP

Pro Portion: Kilokalorien: 493; Fett: 24 g; gesättigte Fettsäuren: 5,3 g; Protein: 12 g; Kohlenhydrate: 55 g; Zucker: 2 g; Ballaststoffe: 5 g

25 MIN.

Zutaten für 2 Portionen

100 g Basmatireis
Salz
400 g Hokkaido-Kürbis
150 g rosé Champignons
1 Knoblauchzehe
2 TL Olivenöl
Pfeffer
1 EL Himbeeressig
100 ml Gemüsebrühe
1 EL Preiselbeeren (aus dem Glas)
100 g saure Sahne
50 g Walnusskerne

1. Basmatireis mit 200 ml Salzwasser in einen Topf geben und zugedeckt nach Packungsanleitung etwa 10 Minuten kochen.
2. Inzwischen Kürbis waschen, trocken reiben, mit einem Löffel entkernen und würfeln.
3. Champignons säubern, die Enden abschneiden und die Pilze halbieren. Knoblauch schälen und hacken.
4. Öl in einer beschichteten Pfanne erhitzen, Knoblauch darin kurz andünsten. Kürbis zugeben und etwa 5 Minuten anbraten.
5. Pilze hinzufügen und weitere 5 Minuten anbraten. Mit Salz und Pfeffer würzen, Essig und Brühe dazugießen und 4–5 Minuten einkochen lassen.
6. Inzwischen Preiselbeeren und saure Sahne in einer kleinen Schüssel mit Salz und Pfeffer verrühren. Das Gemüse zum gegarten Reis geben.
7. Walnusskerne mit einem großen Messer hacken, mit Reis und Gemüse mischen. Zwei kleine Formen oder Tassen mit kaltem Wasser ausspülen, Gemüsereis einfüllen und fest in die Form drücken. Auf Teller stürzen und mit dem Dip servieren.

WARUM GESUND

Mit beachtlichen Mengen an Vitaminen aus der B-Gruppe tut die kleine vegetarische Mahlzeit gestressten Nerven so richtig gut. Der Kürbis sorgt außerdem für eine Extraportion Karotin, aus dem der Körper das für Haut und Haar wichtige Vitamin A bildet.

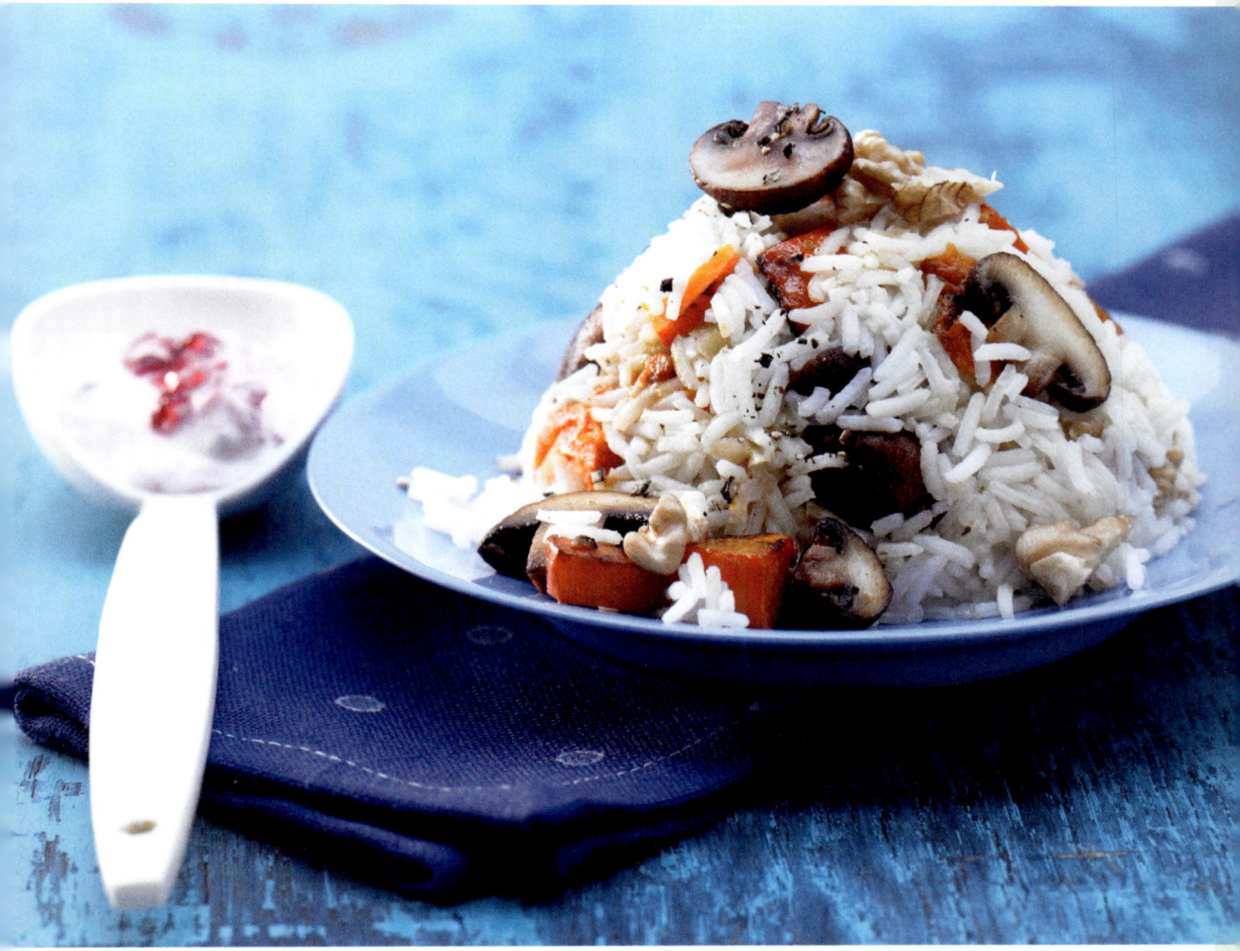

NOCH SMARTER

Basmatireis gibt es auch ungeschält in der Vollwertversion. Weil er noch mehr Ballaststoffe hat, ist er die richtige Wahl, wenn das Essen besonders gut sättigen soll.

SÜSSKARTOFFEL-MACADAMIA-SALAT

Pro Portion: Kilokalorien: 496; Fett: 28 g; gesättigte Fettsäuren: 4 g; Protein: 6 g; Kohlenhydrate: 55 g; Zucker: 5 g; Ballaststoffe: 9,5 g

30 MIN.

Zutaten für 4 Portionen

1 kg Süßkartoffeln
Salz
100 g Macadamianüsse
1 Stück Ingwerwurzel (10 g)
150 ml Gemüsebrühe
3 EL weißer Balsamessig
3 EL Rapsöl
1 EL Honig
Cayennepfeffer
1 Bund Koriander

1. Kartoffeln schälen, waschen und würfeln. In Salzwasser ca. 10 Minuten garkochen. Abgießen, abtropfen und auskühlen lassen.
2. Nüsse in einer beschichteten Pfanne anrösten, bis sie duften. Auf einen Teller geben und beiseitestellen.
3. Ingwer schälen und reiben oder sehr fein hacken.
4. In einer Schüssel die Brühe mit Balsamessig, Öl, Honig und Ingwer verquirlen.
5. Süßkartoffeln und Nüsse untermischen. Alles mit Salz und Cayennepfeffer würzen; etwa 30 Minuten durchziehen lassen.
6. Koriander waschen, trocken schütteln, Blättchen abzupfen und unter den Salat heben. Nochmals abschmecken und servieren.

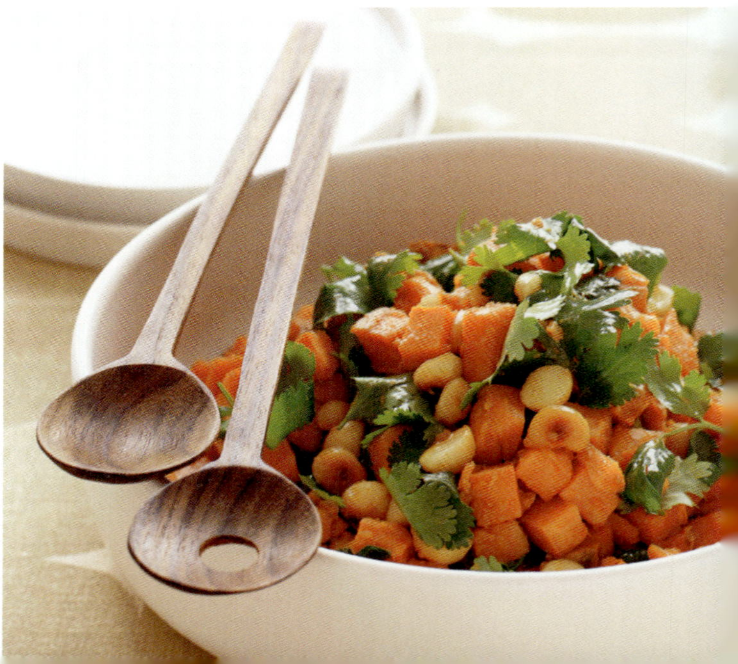

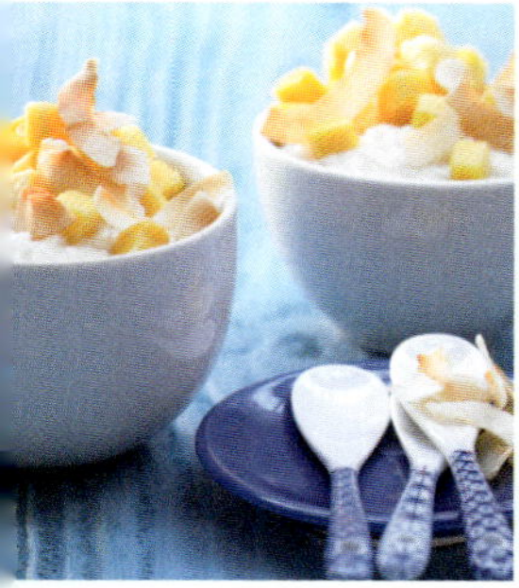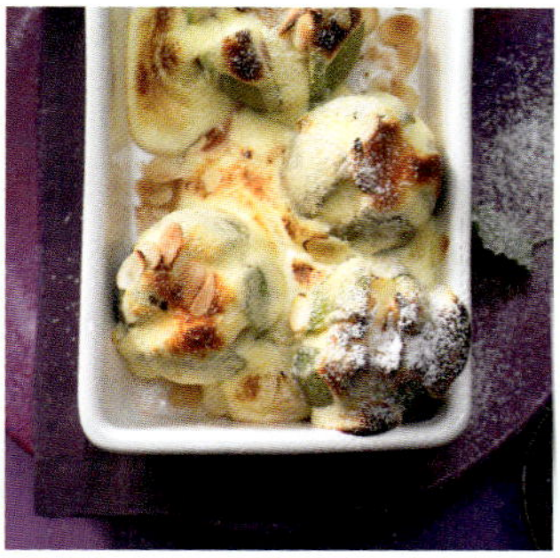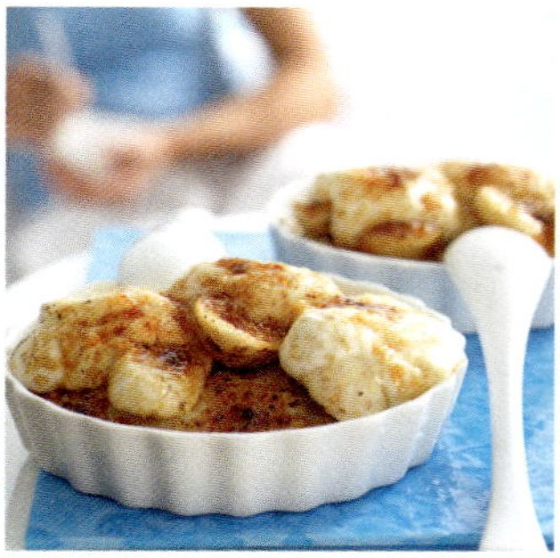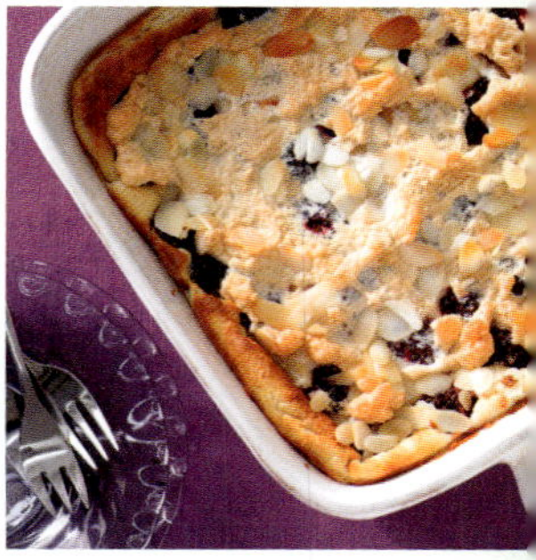

SÜSSSPEISEN

GRATINIERTE FEIGEN MIT ZARTEM QUARK-EISCHNEE UND MANDELN

Pro Portion: Kilokalorien: 478; Fett: 20 g; gesättigte Fettsäuren: 6,9 g; Protein: 15 g; Kohlenhydrate: 55 g; Zucker: 31 g; Ballaststoffe: 5,5 g

30 MIN.

Zutaten für 2 Portionen

4 Feigen
2 EL Amaretto oder Mandelsirup
2 EL Mandelblättchen
1 EL Butter (20 g)
½ Bio-Zitrone
1 Ei
100 g Magerquark
3 EL Rohrzucker
1 TL Speisestärke
Salz
etwas Puderzucker (nach Belieben)

1. Die Feigen waschen und von den Stielansätzen befreien.
2. Die Früchte kreuzförmig einschneiden, etwas zusammendrücken und in eine kleine Auflaufform setzen.
3. Amaretto oder Mandelsirup über die Feigen träufeln.
4. Mandelblättchen gleichmäßig darüberstreuen. Die Butter in einem kleinen Topf schmelzen (zerlassen). Zitrone waschen, trocken reiben und die Schale fein abreiben.
5. Das Ei trennen. Eigelb, Quark, zerlassene Butter, Zitronenschale und die Hälfte des Zuckers mit Speisestärke cremig rühren.
6. Eiweiß mit 1 Prise Salz aufschlagen, den restlichen Zucker einrieseln lassen und zu steifem Schnee schlagen.
7. Den Eischnee vorsichtig mit einem Kochlöffel unter die Quarkmasse heben.
8. Die Masse über die Feigen löffeln. Die Auflaufform auf ein Blech setzen und unter dem vorgeheizten Backofengrill auf der untersten Schiene 4–5 Minuten goldbraun überbacken (gratinieren). Nach Belieben mit etwas Puderzucker bestäuben und servieren.

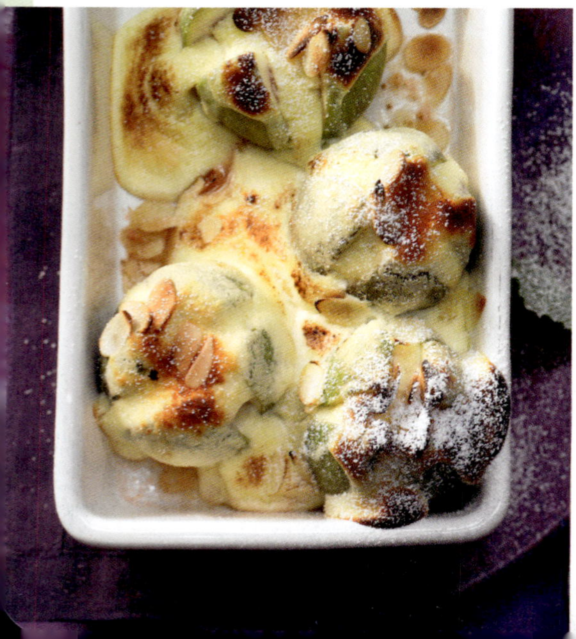

WARUM GESUND

Verführerisch süß und dank Ei sowie Quark sehr eiweißreich, was auf die Libido anregend wirken soll, zumindest aber dem Körper guttut und einen allzu schnellen Blutzuckerkick ausbremst.

KOKOS-MILCHREIS MIT MANGO UND LIMETTE

Pro Portion: Kilokalorien: 488; Fett: 13 g; gesättigte Fettsäuren: 9,6 g; Protein: 9 g; Kohlenhydrate: 82 g; Zucker: 19 g; Ballaststoffe: 5,5 g

15 MIN.

Zutaten für 2 Portionen

400 ml Kokosmilch (1,9 % Fett, Tetrapak)
100 ml Milch (1,5 % Fett)
1 ½ EL Zucker (30 g)
1 Tütchen Vanillezucker
80 g Reisflocken
30 g Kokoschips
1 reife Mango (ca. 400 g)
½ Limette

1. Kokosmilch, Milch, Zucker und Vanillezucker in einem Topf aufkochen. Reisflocken einrühren und nach Packungsanleitung garen.
2. Kokoschips in einer Pfanne ohne Fett unter Rühren anrösten. Auf einen Teller geben und abkühlen lassen.
3. Mango schälen, das Fruchtfleisch in Scheiben vom Stein schneiden und in Würfel schneiden. In eine Schüssel geben.
4. Limettenhälfte auspressen und den Saft über die Mangowürfel träufeln.
5. Milchreis in Tassen oder Schälchen füllen. Mango und Kokoschips darauf verteilen und servieren.

WARUM GESUND

So fruchtig wie hier schmeckt der süße Reis einfach hinreißend und sorgt ganz nebenbei für eine dicke Portion Vitamin A und C. Die fettarme Kokosmilch liefert exotischen Geschmack und außerdem rund 90 Prozent des täglichen Kalziumbedarfs.

NOCH SMARTER

Wer Milchreis lieber kalt mag, lässt ihn vor dem Bestreuen mit Mango und Kokoschips erst abkühlen – das dauert etwa 45–70 Minuten (je nach Raumtemperatur).

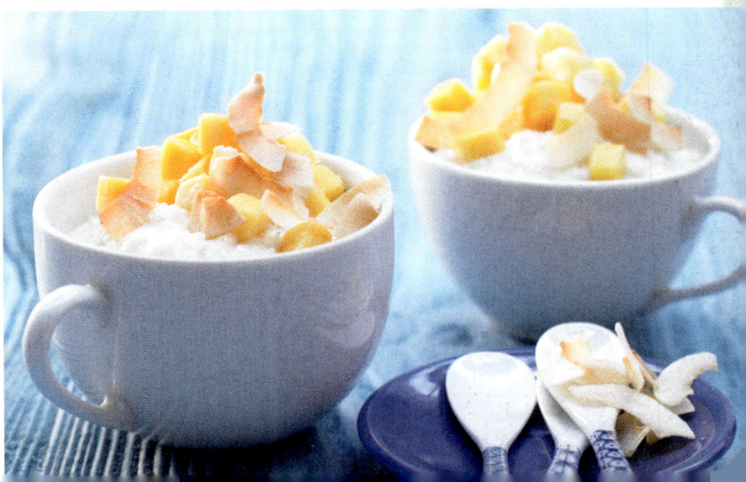

BIRCHER-MÜSLI MIT HASELNÜSSEN

Pro Portion: Kilokalorien: 504; Fett: 18 g; gesättigte Fettsäuren: 3,1 g; Protein: 14 g; Kohlenhydrate: 67 g; Zucker: 8 g; Ballaststoffe: 7 g

8 STD. 20 MIN.

Zutaten für 2 Portionen

100 g kernige Haferflocken
300 ml Milch (1,5 % Fett; evtl. 2–3 EL zusätzlich)
1 Zitrone
2 ½ TL Honig
2 kleine säuerliche Äpfel (à 150 g)
40 g Haselnusskerne

WARUM GESUND

Es gibt fast nichts an Gutem, was Haferflocken nicht zu bieten hätten: Besonders reich vertreten sind unter anderem Ballaststoffe, Biotin, Magnesium, Eisen und Zink. Darum deckt schon eine Portion etwa 50 Prozent des täglichen Bedarfs an diesen Stoffen.

NOCH SMARTER

Wer hat's erfunden? Natürlich ein Schweizer: Der Arzt und Ernährungsreformer Bircher-Benner kreierte das Original-Müsli vor rund 110 Jahren. Aus gutem Grund nahm er dafür Vollkornflocken, denn darin stecken nun mal die meisten förderlichen Stoffe.

1. Haferflocken in eine Schüssel geben. Die Milch unterrühren und zugedeckt über Nacht im Kühlschrank quellen lassen. Wird die Masse zu trocken, nach Belieben 2–3 EL Milch hinzufügen.
2. Die Zitrone halbieren und auspressen. Den Saft in eine Schüssel geben und mit dem Honig verrühren.
3. Äpfel waschen, trocken reiben, vierteln, entkernen und in Stücke schneiden. Sofort unter den Zitronensaft mischen, damit sie nicht braun werden.
4. Die Haselnüsse mit einem großen Messer oder im Blitzhacker grob hacken.
5. Apfelstücke unter die Haferflocken rühren. Müsli auf zwei Schalen verteilen, Haselnüsse darüberstreuen und servieren.

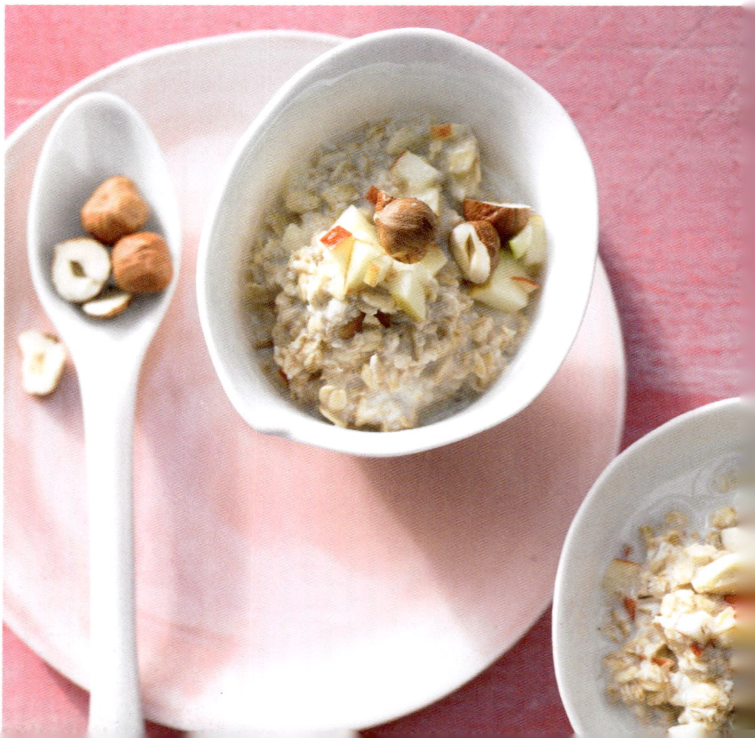

BROMBEER-GRIESSAUFLAUF MIT EISCHNEEHAUBE

Pro Portion: Kilokalorien: 484; Fett: 17 g; gesättigte Fettsäuren: 6,4 g; Protein: 28 g; Kohlenhydrate: 50 g; Zucker: 15 g; Ballaststoffe: 11,5 g

1 STD.

Zutaten für 2 Portionen

250 g Brombeeren
300 ml Milch (1,5 % Fett)
1 ½ EL Rohrzucker (30 g)
6 EL Vollkorngrieß (60 g)
2 Eier
150 g Magerquark
2 TL Butter (10 g)
1 EL Mandelblättchen

WARUM GESUND

Weit mehr als ein Drittel des täglichen Ballaststoffbedarfs landet hier auf dem Teller. Eine gute Versorgung mit diesen nahezu kalorienfreien Substanzen unterstützt das Wachstum bestimmter Darmbakterien, die wichtig für das Immunsystem sind. Ebenfalls mit dabei: viel Biotin für den Energiestoffwechsel.

1. Die Brombeeren in einem großen Sieb waschen, verlesen und auf Küchenpapier abtropfen lassen.
2. Milch und 1 EL Zucker in einen Topf geben und aufkochen. Den Grieß mit einem Schneebesen einrühren und einmal aufkochen lassen. Den Topf von der Platte ziehen und den Grieß abkühlen lassen.
3. Die Eier trennen. Eiweiße in einem hohen Gefäß mit den Quirlen des Handmixers steifschlagen, dabei nach 1 Minute den restlichen Zucker zugeben.
4. Quark und Eigelbe unter den Grieß rühren, dann die Hälfte des Eischnees vorsichtig unterheben. Den restlichen Eischnee in den Kühlschrank stellen.
5. Eine Auflaufform (20 x 30 cm) mit der Butter fetten und die Grießmasse einfüllen. Die Brombeeren darauf verteilen und etwas in die Masse drücken. Den Auflauf im vorgeheizten Backofen bei 200 °C (Umluft: 180 °C, Gas: Stufe 3) auf der mittleren Schiene etwa 25 Minuten backen.
6. Restlichen Eischnee auf dem Auflauf verteilen und die Mandelblättchen darüberstreuen. Bei gleicher Backofentemperatur etwa 5 Minuten backen, sodass Eischnee und Mandeln gebräunt sind.

NOCH SMARTER

Außerhalb der Bombeersaison können Sie auf Tiefkühlfrüchte ausweichen. Tipp zum Variieren: Aromatisieren Sie den Grieß mit etwas frisch geriebener Zitronenschale (Bioware!) oder ein paar Tropfen Bittermandelöl.

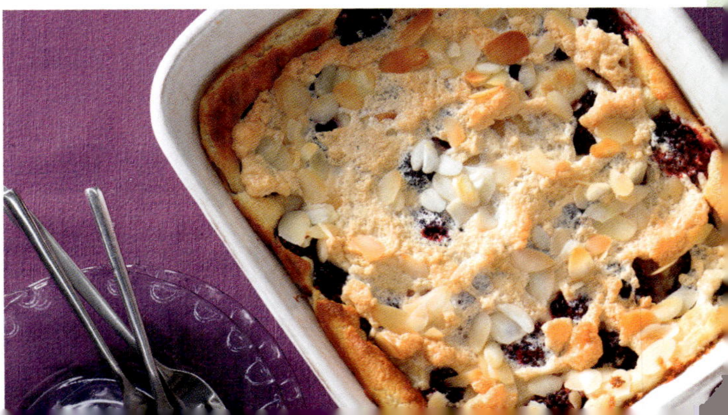

GRATINIERTER PORRIDGE MIT BANANEN UND JOGHURT

Pro Portion: Kilokalorien: 516; Fett: 12 g; gesättigte Fettsäuren: 6,7 g; Protein: 13 g; Kohlenhydrate: 84 g; Zucker: 30 g; Ballaststoffe: 4 g

25 MIN.

Zutaten für 2 Portionen

5 EL 5-Korn-Getreideflockenmischung (50 g)
400 ml Milch (1,5 % Fett)
1 TL Zimt
Salz
½ Zitrone
2 mittelgroße Bananen
150 g griechischer Sahnejoghurt
3 EL Rohrohrzucker

1. Getreideflocken, Milch, Zimt und 1 Prise Salz in einen Topf geben und bei mittlerer Hitze unter ständigem Rühren aufkochen, dann 1 Minute köcheln lassen.
2. Zitrone auspressen. Bananen schälen und schräg in Scheiben schneiden, mit 1 TL Zitronensaft beträufeln.
3. Den gegarten Porridge in zwei ofenfeste Schälchen geben und die Bananenscheiben darauflegen.
4. Den Joghurt auf die Bananen verteilen, mit Zucker bestreuen.
5. Unter dem heißen Backofengrill oder mit dem Bunsenbrenner überbacken (gratinieren) und sofort servieren.

WARUM GESUND

Mit Obst, Joghurt und ein paar Minuten unterm Grillgerät der für Mitteleuropäer ziemlich gewöhnungsbedürftige angelsächsische Sattmacher zum köstlichen und dazu mineralstoffreichen Dessert: Bananen bringen viel Kalium für einen ausgeglichenen Wasserhaushalt mit, Joghurt punktet mit Kalzium für feste Zähne, Nägel und Knochen.

NOCH SMARTER

Wer sich die deutsche Antwort auf englisches Porridge und französische Crème brûlée etwas kalorienärmer wünscht, ersetzt den Sahnejoghurt durch die fettarme Variante mit 1,5 % Fett.

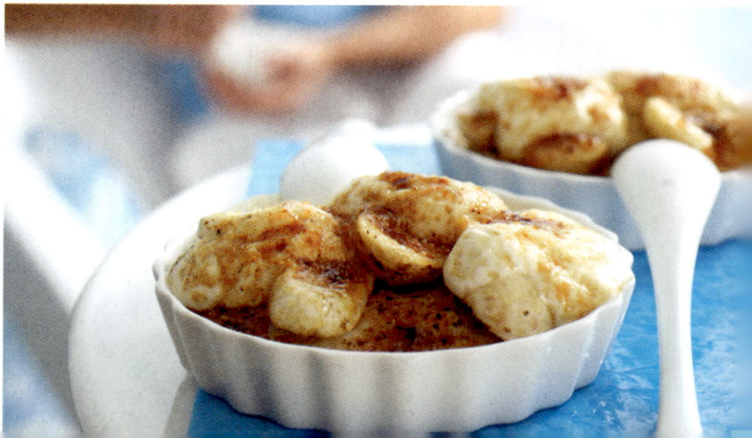